굿
닥
터

보이지 않는 하나님의 보이는 손이 되어
내 인생을 아름다운 작품으로 빚어준
사랑하는 남편에게 이 책을 드립니다.

당신은 내 인생에 마르지 않는 사랑의 샘이요,
하나님께서 내게 주신 가장 큰 축복입니다!

– 『굿닥터』 김태균 원장

세상이 찾는 좋은 의사의 꿈을 품고
자연치료 전문가가 된 이야기

가정의학과 전문의
김태균 지음

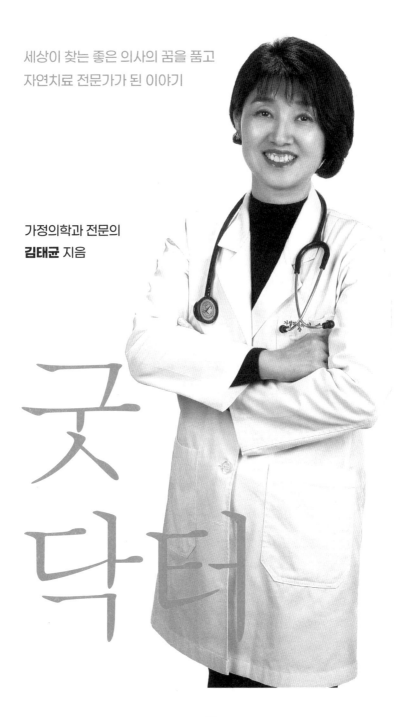

굿
닥터

렛츠북

모든 사람의 몸속에는 태어나서 죽을 때까지
생명을 유지하고 보수하고 관리하는 치유 능력인
자연치유력이 있습니다.

어떠한 부작용도 없이 평생 충실하게 관리해 주는
자연치유력이야 말로 이 세상 최고의 주치의입니다.

– 『굿닥터』 김태균 원장

목차

추천사 • 008

최영희 | 한림대학교 보완대체의학연구소장

정선문 | 제자들교회 담임목사

박성배 | 하나북스 대표, 코칭전문작가

Prologue • 014

산골 소녀가 좋은 의사의 꿈을 품고 자연치료 전문가가 된 이야기

Part 1. 의사의 꿈이 현실로 이루어지다

— 산골 어린 소녀가 의사의 꿈을 품고 여기까지 온 이야기

1. 어린 시절 산골에서 무슨 일을 할까 생각하다 • 023

2. 엄마의 말 한마디가 의사의 꿈을 품게 하였다 • 027

3. 열등감과 거듭된 실패에도 꿈을 포기하지 않았다 • 031

4. 남편과의 결혼이 내 인생을 밝은 터널로 인도했다 • 034

5. 의과대학 재입학 후 어려운 공부 끝에 의사고시에 합격하다 • 039

6. 의과대학을 마치기까지 많은 경제적 도움이 있었다 • 044

7. 어렵게 레지던트를 마치고 가정의학과 전문의가 되다 • 047

8. 가정의학과 전문의가 되어 처음 의사생활을 시작하다 • 052

9. 안정적 삶을 버리고 사명을 붙잡다 • 055

10. 자연치료의 새 길을 꿈꾸며 병원을 개원하다 • 060

11. 이제 나는 자연치료법으로 환자를 치료한다 • 067

Part 2. 건강과 관련된 오해와 진실

— 내 몸에는 이미 치유의 능력이 있다

1. 몸은 하나의 유기적 시스템이다 · 073

2. 내 몸을 관리하는 주치의는 내 몸 안에 있다 · 076

3. 병은 하루아침에 생기지 않는다 · 080

4. 병에는 반드시 근본 원인이 있다 · 084

5. 현대의학인가? 자연의학인가? · 088

6. 의사는 몸이 스스로 치료할 수 있도록 돕는 자이다 · 093

7. 장이 건강해야 몸도 건강하다 · 096

8. 장이 건강해야 마음과 인지 기능도 건강하다 · 101

9. 소금에 대한 오해를 풀자 · 105

10. 잠과 운동을 대신할 약은 없다 · 109

11. 바른자세는 건강을 위한 기초공사와 같다 · 113

12. 컨트롤 타워는 마음이다 · 117

Part 3. 놀라운 변화의 주인공들이 자연치료의 효능을 증거한다

— 자연치료는 난치병 환자들에게 기적을 선물해 주었다!

1. 아토피 피부염이 깨끗이 치료되다 · 127

2. 지옥 같던 아토피 피부염에서 해방되다 · 138

3. 족저근막염이 치료되어 건강을 되찾다 · 145

4. 치매가 회복되어 일상의 행복을 되찾다 · 148

5. 수액 치료로 자연치료의 기적을 경험하다 · 152

Part 4. **굿닥터 김태균 원장의 57가지 자연치료 비결**

— 자연치료가 난치환자를 살린다!

1. 수액 치료 ·167

2. 해독 치료 ·177

⋯→ 굿닥터 김태균 원장의 해독 치료, '국민 디톡스' ·203

3. 온열 치료 ·211

4. 혈관혈액 치료 ·217

5. 바른 자세 치료 ·225

부록 ·230

굿닥터 김태균 원장과의 10문 10답

Epilogue ·240

내 몸을 믿어라!

요즘 의대 증원 문제로 온통 나라가 어수선하다. 너도나도 쉽게 돈 잘 버는 진료를 하다 보니 정작 철학과 핵심이 없는 의료 시대가 되었다. 무엇이 중요한지, 무엇이 진정한 치료인지 고민해야 하는 시대에 순수하고 참된 의사를 찾기가 쉽지 않은데 여기 우직하게 자기의 길을 가는 한 시골 의사를 주목하지 않을 수 없다. 자연치료를 고집하고 외로운 길을 가고 있는 김태균 원장이다. 내가 한림대 보완대체의학 강의를 부탁하면서 발견한 보물 같은 의사이다. 그런데 이번에 책을 낸다고 한다.

이 책이 길을 잃은 한국의 의료를 자연이라는 키워드로 되돌리는 좋은 역할을 해주기를 기대한다. 농업에서 농약이 과도하게 사용될 때 나온 레이첼 카슨의《침묵의 봄》이라는 책에서 대체 농법, 즉 유기농업이 균형을 잡아주었듯 한국의 지나친 의약 만능주의에 대한 반향으로 현대 한국 의학계에 자연치유력을 활용한 자연치료가 통합의학으로 자리 잡는 데 일조하는 계기가 되기를 기대한다.

김태균 원장은 의과대학 학창 시절 만난 동료이자 후배로 지내오고 있었는데 내가 한림대학교 의과대학 통합의학(보완대체의학) 책임교수로서 강의를 부탁하면서 개인적인 친분이 생겼다. 내가 캐나다 유학 시절에 대체의학을 접하면서 의료에 대한 새로운 시각을 갖게 되었는데, 김태균 원장은 한국에서 묵묵히 자연의학의 길을 가고 있었던 것이다. 우리나라에서는 실제로 통합의학을 병원 진료실에서 실천하는 분을 찾기가 쉽지 않았는데, '김태균 자연의원'이라는 이름으로 자연치료를 한다는 소식을 들으니 반갑기도 하면서 염려도 되었다. 안정된 삶이 보장된 여러 분야가 있음에도 이름 없이 빛도 없이 '의사 같지 않은 의사'라는 호칭을 들어가며 자연의학을 한다니 말이다. 그러나 이 책을 보면서 수년간 김태균 원장이 '뭔가 답을 찾아가고 있었구나'라는 생각이 든다.

그동안 남다른 고민의 편린들을 모아 이렇게 책을 출간한다니 마음에서 우러나오는 진심 어린 축하를 보낸다. 우리 속담에 "10년이면 강산이 변한다"고 하였는데 요즘은 더 빨리 바뀌고 변하는 시간의 촉박함 속에서 장시간을 고민하고 연구하여 찾은 김태균 원장의 '5가지 자연치료 방법'을 통해 많은 환자가 회복되는 경험을 했다니 남다른 시도와 도전에 경의를 표한다. 아울러 이 책을 통해 더 많은 분이 통합의학적 치료 방법에 대해 관심을 갖게 되기를 바라며 이 책을 접하는 모든 이들에게 건강과 행복이 넘치길 빈다.

최영희
한림대학교 보완대체의학연구소장
한림대학교 동탄성심병원 병리과 교수

돌이켜 보면 우리 부부에게 인생은 소풍이었다. 다들 알다시피 소풍의 백미는 역시 보물찾기이다. 숨겨놓은 쪽지를 찾아 시간 가는 줄 모르고 이곳저곳 뛰어다니는 보물찾기. 아내는 최선의 치료법을 연구하고 고민하며, 이 구석 저 구석 치료 명인을 만나러 다녔다. 무지개를 좇는 아이처럼, 때로는 특수임무를 띤 군인처럼 비장한 각오로 달리고 또 달렸다.

天職(천직), 적어도 아내에게 의사는 이 땅에서 손쉽게 살아가는 면허증이 아니었다. 환자에 대한 무한책임이었고 사명이었다. 사명의 사람은 그것 외에 다른 것을 돌아볼 여지가 없다. 그래서 우리의 소풍은 그리 순탄치만은 않았다. 경제적 어려움, 사람들의 오해가 늘 따라다녔다. 그 긴 시간을 지나 이제 아내의 치료법들이 조금씩 빛을 보기 시작했다. 의사의 사명 앞에 최선을 다해 온 걸음걸음에 박수를 보내며 지난 30년을 이런 아내와 함께 살 수 있는 특권을 주신 하나님께 감사드린다.

정선문

김태균 저자의 남편
제자들교회 담임목사

춘천 누가의원 김태균 원장님의 원고를 읽다가 저도 모르게 눈물이 났습니다. 4수 끝에 의과대학에 합격했지만, 중퇴하고 다시 입학하여 어려운 의과대학 공부를 마친 이야기가 한 편의 드라마처럼 감동으로 다가왔습니다. 또한 그렇게 어렵게 의사가 되고도 편안한 길을 포기하고 난치병 환자를 치료해 내기 위해서 10여 년의 세월 동안 갖은 고생을 하면서 마침내 자연치료의 방법을 찾아낸 이야기가 깊은 울림으로 다가왔습니다. 저는 독자분들께 다음과 같은 이유로 《굿닥터》를 적극 추천합니다.

첫째, 《굿닥터》는 춘천 누가의원 김태균 원장님의 '좋은 의사가 되기까지의 인생 여정'이 감동적으로 기록된 책입니다. 평택의 시골에서 자란 김 원장님은 어려운 환경을 딛고, 마침내 자연치료의 기적을 만들어 가는 좋은 의사가 되었습니다. 의사의 꿈을 이루기 위해서 노력한 수많은 과정이 결국은 열매를 맺게 된 승리의 기록입니다. 사랑하는 어머니의 응원과 남편의 전적인 신뢰가 큰 힘이 되어 마침내 결실을 맺어가고 있습니다.

둘째, 《굿닥터》는 난치병 환자를 치료하는 김태균 원장님의 5가지 치료의 비결이 담겨있는 책입니다. 난치병 환자들에게 희망의 아침을 선물해 주는 김 원장님의 자연치료 비결이 담겨있는 좋은 책입니다.

셋째,《굿닥터》는 난치병 환자들에게 희망을 주는 책입니다. 이 책은 김태균 원장님으로부터 난치병을 치료받은 많은 환자들의 사례를 통해 자연치료의 기적을 증거하고 있습니다. 독자분들은 이 책에서 오랜 임상 경험을 거친 김 원장님의 자연치료 방법이 효능을 발휘하는 구체적인 사례들을 만나볼 수 있습니다.

"나의 꿈은 의학의 한계 앞에 낙심한 사람들, 난치병으로 주저앉은 환우들과 함께 희망의 아침을 만들어 가는 것이다. 나는 오늘도 이 벅찬 소망을 품고 하루를 시작한다"는 말씀처럼 앞으로도 춘천 누가의원의 김태균 원장님을 통해서 난치병 환자들이 치료받고 건강을 회복하는 일이 계속되기를 바랍니다. 믿음으로 기도하며 이루어 가는 모든 일에 하나님의 크신 역사가 있기를 기도합니다.

박 성 배

하나북스 대표, 코칭전문작가
《내 인생을 다시 쓰는 책쓰기》외 20여 권의 책 저술
대한민국 상위 1% 인물들의 책 60여 권을 코칭 출간

산골 소녀가 좋은 의사의 꿈을 품고
자연치료 전문가가 된 이야기

의사 같지 않은 의사.

가끔 나에게 "원장님은 의사 같지 않아요"라고 말하는 환자들이 있다. 그렇게 말하고는 이내 당황하며 "원장님, 의사 같지 않다는 게 그런 뜻이 아니라…"라고 자신이 말한 의도를 설명하곤 한다. 그 분들의 말씀은 어떻게 환자가 의사 앞에서 시시콜콜한 집안 얘기 부터 자신이 살아온 얘기, 시어머니 얘기, 남편과 일찍 헤어져 혼자 몸으로 자녀를 키우며 힘들었던 얘기, 아픈 손주에 대한 얘기 등을 할 수 있느냐는 것이다.

일반적으로 할 얘기가 있다가도 막상 의사 앞에 앉으면 아무것도 생각나지 않고 시간에 쫓겨 "예, 예" 대답 몇 마디 하고 그냥 나오는 데, 우리 병원에 오신 환자들은 어느새 무장 해제되어 내게 자신의 속마음을 털어놓는다. 어떤 암 환자는 자신의 주치의로부터 꾸중을 듣고 서러웠던 마음을 내게 이야기하며 눈물을 글썽이기도 했다.

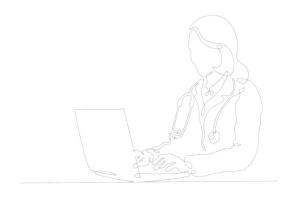

진정한 치료는 마음에서부터 시작하는 것이기에 나는 환자들이 자신의 이야기를 털어놓을 때 이를 제지하지 않는다. 눈물과 함께 그들의 마음의 병도 함께 씻겨나가는 것을 잘 알고 있기 때문이다.

그래서 나는 환자들로부터 의사 같지 않은 의사라는 말을 듣는 것을 좋아한다. 애초에 내가 꿈꿨던 것도 의사라는 직업 자체가 아니라 사람들을 돕고 치료하는 것이었으니 '의사 같지 않은', '이웃 같은', '친구 같은' 사람으로 환자들에게 용기와 희망을 주고 그들을 일으킬 수 있다면 그걸로 만족한다.

의사 면허를 딴 게 성공이 아니라 '의사 같지 않은 의사, 의사처럼 보이지 않는데 참의사'가 되는 것이 내게는 진짜 성공이요 기쁨이다. 나는 함께 이야기를 나누다 보니 마음이 편해지고 때로 눈물을 흘리며 속이 후련해지고, 그렇게 함께하다 보니 어느새 환자의 건강이 회복되는, 그런 의사가 되고 싶다.

초등학교 시절부터 나의 꿈은 의사가 되어 고통받는 사람들을 돕는 것이었다. 그 꿈은 어린아이들이 한때 흔히 가져보는 지나가는 꿈 정도가 아니라 절대자의 소명과도 같이 마음속 깊이 자리했었다. 오직 의사의 꿈 그 한 가지를 붙들고 4수 끝에 의과대학에 입학했다.

그러나 그토록 꿈에 그리던 의학 공부였건만 지난날의 거듭된 실패로 인하여 마음 깊이 자리 잡은 열등감은 나를 힘들게 했다. 학업을 이어갈 수 없을 만큼 정신적으로 힘들던 시절, 지금의 남편을 만나 그의 사랑을 통해 10년 만에 의과대학을 졸업하고 서른일곱이라는 늦은 나이에 가정의학과 전문의가 되었다.

의사가 되어 내가 처음 일하기 시작한 곳은 노인요양병원이었다. 몸과 마음이 연약한 노인 환자들 곁에서 웰빙(Well-being)과 웰다잉(Well-dying)을 돕는 의사로 만 11년간 열심히 일했다. 환자들은 매일 아침 거의 한 움큼이나 되는 약을 복용했다. 그 많은 약을 먹고 나면 불편함 없이 생활해야 할 것 같은데, 매일 아침 회진을 할 때면 환자들은 통증, 불면증, 변비 등등 수없이 많은 고통을 호소했다.

안타까운 마음으로 약을 처방해 드리려고 차트를 열어보면, 이미 각자의 증상에 맞는 약을 복용 중이라 달리 도와드릴 방법이 없었다. 그저 환자의 이야기를 들어주고 위로해 드리는 것이 최선이었다. 잠자는 시간을 제외하면 가족들과 보내는 시간보다 더 많은 시간을 환자들 곁에 있었지만, 시간이 갈수록 의사로서의 한계를 절감했다.

결국 환자의 상태가 점점 나빠져 식사를 제대로 못 할 정도가 되면 약도 모두 끊어야 했다. 그런데 놀랍게도 약을 끊고 3일 정도가 지나면 환자의 정신이 맑아지고 몸이 회복되는 경우가 많았다. 또한 환자의 상태가 위중하여 수일 내로 사망할 것이라는 의사들의 예상과 달리 회복되는 경우도 종종 있었다. 이런 과정을 보면서 사람의 몸이 의학 교과서에서 배운 대로 되는 것이 아니라, 우리 몸 안에 스스로 회복할 수 있는 놀라운 능력이 있다는 생각을 하게 되었다.

수년간 이런 생각을 하다가 결국 그때까지 배운 현대의학적인 치료 방법이 아닌 자연의학을 붙잡게 되었다. 그리고 2014년 3월 요양병원 병원장직을 내려놓고, 개인의원을 개원하여 자연의학에 기초한 치료를 하고 있다. 개원 이후 3, 4년간 여러 가지 난치 질환에 시달리는 환자들을 치료하면서 적지 않은 심적 부담이 있었다.

지금까지 내가 배워온 학문이 아니기에 새롭게 수많은 책들을 보면서 연구해야 했고, 의료보험이 적용되지 않는 고비용의 자연치료 방법들을 환자에게 적용하면서 '과연 그 환자가 좋아질 것인가?'에 대한 고민으로 마음이 자주 눌리고 밤잠을 편히 자지 못하기 일쑤였다.

특히 가려움증으로 제대로 자지 못하는 심한 아토피 피부염 환자들은 내 마음을 더욱 힘들게 했다. 치료과정에서 겪게 되는 호전 반응들을 보며 자연치료를 포기해야 하는 건 아닐까 고민에 빠지기도 했다. 매일매일의 심한 스트레스는 심장이상을 일으킬 정도였지만, 그 상황 속에서도 이 길을 포기할 수 없었던 이유는 '나마저 포기하면 난치 질환으로 고통받는 환자들은 어디로 가지?'라는 내 속의 거부할 수 없는 사명감 때문이었다.

나의 지난 시간은 그저 '버티기'였다. 이 길이 맞다고 확신하기에 아무리 힘들어도 버텨야만 하는 것이었다. 그 버티기도 더 이상 유지하기 힘들다는 생각이 들 무렵 나는 책을 쓰기로 결심했다. (그 결심은 수년이 지난 지금에야 완성되었다.)

산골 어린 소녀가 의사의 꿈을 품고 여기까지 온 이야기, 그렇게도 열망했던 평범한 의사의 길을 벗어나 의사들조차 비웃는 자연의학 의사가 되기까지 힘겨웠던 이야기, 결국 그 길에서 환자들을 근본적으로 회복시킬 수 있는 길을 찾고 환자들과 함께 누리는 행복한 이야기를 책으로 엮어서 세상에 알려야겠다는 생각을 했다. 그래야만 이 걸음을 멈추지 않고 계속 갈 수 있을 것 같았다. 누군가 이런 책을 쓰는 이유에 대해 비난할지도 모른다. 그러나 나는 이 길을 포기할 수 없기에 책을 쓰는 것이 현명하다고 생각한다.

이 책을 통해 보다 많은 사람들이 자연치료에 대해 관심을 갖게

되기를 바란다. 그리고 많은 환자들이 질병의 고통에서 벗어나게
되기를 바란다. 내 속 깊은 곳에 있는 또 한 가지 소망은 나 말고 또
다른 의사가 이 길에 관심을 갖고 동참하기를 바라는 것이다.

2024년 3월
김 태 균

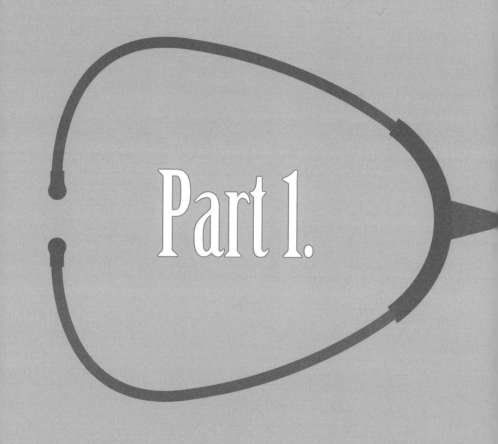

Part 1.

의사의 꿈이
현실로 이루어지다°

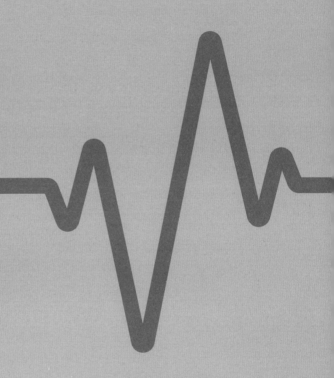

— 산골 어린 소녀가 의사의 꿈을 품고

여기까지 온 이야기

"오랫동안 꿈을 그리는 사람은 마침내 그 꿈을 닮아간다."

앙드레 말로

1. 어린 시절 산골에서
무슨 일을 할까 생각하다

나는 1967년, 경기도 평택군의 아주 작은 시골 마을에서 1남 2녀 중 맏이로 태어났다. 내가 태어난 동네는 6·25 전쟁 때 수많은 피난민들이 몰려들어 와서 생활할 정도로 깊은 산골이었다.

초등학교 2학년 어느 날, 엄마가 갑자기 아프기 시작했다. 자리에서 일어나지 못하는 엄마를 낫게 하려고 할머니는 동네 무당을 불러서 굿을 했지만 엄마는 여전히 아팠고 결국 서울에 있는 큰 병원에 입원했다. 약 한 달 정도 입원 치료를 했는데 아버지가 직장 때문에 갈 수가 없었기에 큰딸인 내가 엄마를 따라가 간호를 하게 되었다. 당시에는 보호자 밥을 병원에서 직접 해서 먹어야 했는데, 9살밖에 안 된 어린아이가 쌀을 씻어 밥을 하는 것을 본 주변 분들이 놀라며 칭찬해 주시던 생각이 난다. 엄마는 한 달 만에 어느 정도 회복이 되어 집에 돌아오셨지만 농사일을 할 수 있는 상태는 아니었다.

퇴원 당시 담당 의사는 엄마에게 많이 걸어야 한다고 하셨고, 엄마는 걸으면서 일할 수 있는 화장품 장사를 시작하셨다. 화장품 가방을 들고 멀리 있는 동네까지 온종일 걸어 다니면서 화장품을 팔고 저녁이 되어서야 집에 돌아오셨다. 당연히 저녁 식사 준비는 내 몫이었다. 학교에서 돌아와 숙제를 하거나 친구들과 놀다가도 해가 뉘엿뉘엿 질 무렵이 되면 엄마가 오시기 전, 우물에서 물을 길어다 불을 때고, 저녁 준비를 했다. 저녁 준비라고 해봐야 어린 내가 무슨 반찬을 만들 수 있었겠는가. 작은 가마솥에 쌀을 안치고 불을 때 밥을 짓는 정도였다.

당시에는 계란이 참 귀했는데, 어느 날 계란이 있어서 계란찜을 해보겠다고 스테인리스 그릇에 계란을 풀어서 밥솥 가운데 올려놓고 불을 땠다. 예쁘게 잘 쪄진 계란찜을 상에 올려 온 가족이 설레는 마음으로 식사를 시작했다. 아버지는 "우리 딸이 계란찜을 다 했네. 어디 한번 먹어보자"며 한 수저를 뜨셨다. 그런데 계란찜을 처음 해보는 터라 간을 전혀 하지 않고 그냥 찌기만 한 상태였다. 아버지는 웃으시며 "아유, 계란이 아무 맛이 없네. 그래도 참 잘했다"고 칭찬해 주셨다. 지금 돌아보면 어린 것이 어떻게 시골 살림을 했나 싶지만 나는 그런 생활이 힘들다고 생각하지 않았다. 오히려 부모님을 돕는 것이 뿌듯했고 이런 삶이 의미 있게 생각되었다.

그 당시는 새마을운동이 한창이었다. 엄마, 아빠는 새마을운동 지도자로서 마을의 환경 개선과 소득 증대를 위해 밤낮으로 일하셨고 우리 집에서는 자주 마을 사람들이 모여 마을 발전 방향을 의논하는 회의를 하곤 했다.

새마을운동은 어른들만의 운동이 아니었다. 나는 지붕개량사업, 부엌개량사업, 동네우물정비사업 등의 현장에서 열심히 일하시는 엄마를 따라다니며 벽돌 나르는 걸 도왔다. 학교에 들어가서는 마을 청소하기 운동에 동참했다. 일요일이면 마을 이장님 댁에 가서 온 동네에 다 들리는 스피커를 이용해 새소식 등을 방송하고 아이들이 다 함께 모여 신작로 청소를 했다. 청소가 끝나면 각자 집으로 가는 것이 보통이지만 우리 동네 아이들은 그것으로 끝이 아니었다.

당시 나는 4학년밖에 안 되었지만 동네 오빠들을 설득하여 우리도 함께 마을을 발전시켜 보자고 했다. 그리고는 동네 뒷산으로 올라가 평지를 찾아 잔디를 입히고 나무로 철봉대를 만들었다. 누구나 언제든 뒷산에 올라와 운동할 수 있도록 하기 위해서였다.

어린 나이였지만 나는 새마을운동의 영향을 깊이 받았다. 그 당시에는 동네에 설치된 스피커를 통해 아침, 저녁으로 애국가가 방송되었는데, 모든 일을 멈추고 가슴에 손을 얹은 채 국기에 대한 맹세를 속으로 함께 따라 하다 보면 어느새 가슴이 뜨거워졌다.

그럴 때마다 나는 이렇게 생각했다.

'이 나라와 민족을 위해 무슨 일을 할까?'

이런 생각을 하며 마치 독립투사라도 된 듯 내 속에서 뜨거운 피가 흐르는 것을 느꼈다.

2.

엄마의 말 한마디가
의사의 꿈을 품게 하였다

엄마는 건강은 약했지만 의지가 참 강한 분이셨다. 새마을운동 지도자로서 마을 발전을 위해 애쓰셨고, 부녀회장을 하면서 정부에서 하는 사업을 주도적으로 유치하고 모범이 되어주셨다. 그 공로가 인정되어 청와대에 초청되기도 하셨다. 나는 그런 엄마의 모습이 자랑스러웠고 나 역시 그런 사람이 되고 싶었다. 어리지만 살림을 곧잘 하는 딸이 대견하셨는지 어느 날 엄마는 나에게 이런 말씀을 하셨다.

"태균아, 사람이 태어나서 자기 배만 불리고 살면 짐승과 다를 바가 뭐겠니. 너는 어딜 가든지 사람들에게 꼭 필요한 사람이 되어라."

그날 엄마가 해주신 말씀은 나에게 강하고 또렷하게 전달되었고, 늘 뜨겁던 내 가슴 한복판에 새겨졌다. 그때가 초등학교 2, 3학년쯤 되었는데 나는 속으로 고민하기 시작했다.

'어딜 가든지 꼭 필요한 사람이 되어 사람들을 도울 수 있는 직업이 무엇일까?'

머릿속에 세 가지 직업이 떠올랐다. 군인, 판사, 의사. 이 세 가지 직업을 놓고 고민하다가 결국 의사가 되기로 결심했다. 군인은 전쟁이 나면 누군가를 죽여야 하고, 판검사는 사람에게 죄를 정하고 그 죄의 대가를 치르게 하는 일이기에 (물론 그것이 필요한 일이긴 해도 누군가에게 고통을 주는 직업이기에) 의사가 되기로 했다. 의사는 왕진 가방 하나만 있으면 어딜 가든지 아픈 사람들을 치료할 수 있는 정말 좋은 직업이라는 생각이 들었다. 나는 그때부터 너의 꿈이 뭐냐, 장래 희망이 뭐냐는 질문을 받으면 언제든 의사라고 대답했다. 학교에서 자신의 꿈에 대해 발표할 때도 당연히 나의 꿈은 의사였고 그 꿈을 이루어 갈 계획들까지도 나름 구체적으로 이야기하곤 했다.

내 기억으로 엄마가 나에게 그 이야기를 자주 해주신 것은 아니었다. 그날 한 번 얘기해 주셨는데, 그 한마디 말이 나에게 꿈을 갖게 했고 그 꿈이 내 인생을 이끌어 갔다. 비록 시골에 있는 작은 분교였지만 초등학교 시절 나는 공부를 잘했다. 엄마는 이런 시골에 있으면 딸의 꿈을 이룰 수 없다고 생각하셨는지 내가 초등학교 4학년을 마치자 버스로 2시간 이상 가야 하는 평택 시내로 전학을 시키셨다. 가정형편 때문에 가족들이 다 올 수 없어서 일단 나만 전학을 하고 큰 외삼촌 댁에서 1년간을 살았다. 전학을 오기 전 나는 친구들을 불러놓고 이렇게 말했다.

> "얘들아, 나는 이제 평택에 있는 학교로 전학을 가. 내가 전학
> 을 가도 열심히 공부해서 우리 삼덕국민학교가 부끄럽지 않게 할
> 게."

아이들이 묻지도 않았는데, 나는 친구들에게 결의에 찬 고백을 하고 고향을 떠나왔다. 지금 생각하면 아이들이 생뚱맞다고 생각했을 것 같다. 그러나 나는 나름 심각했고 누가 나보고 대표하라고 한 것도 아닌데 스스로 시골 학교의 대표가 되어 도시를 향해 당당히 갔던 것이다.

한편 가족들과 떨어져 지내는 것은 결코 쉬운 일이 아니었다. 외숙모의 보살핌 아래 사촌 언니, 오빠들과 지냈지만 마음이 늘 외롭고 가족들이 그리워 슬픈 노래를 부르며 눈물을 흘리곤 했다. 그러나 공부만은 열심히 했다. 아무도 인정해 주지 않았지만 나 스스로 우리 고향 마을과 내가 다니던 시골 학교의 대표였기 때문이다.

나의 그런 결심과 노력은 5학년 첫 시험에서 1등이라는 결실로 나타났다. 그런데 시골에서 전학 온 아이가 기존 아이들을 제치고 1등을 하는 것은 그리 환영할 일이 아니었나 보다. 나름 집안에 돈 있고 힘 있다는 아이들 몇몇이 텃세를 부리며 나를 따돌렸다. 그러나 나에게는 그것이 큰 문제가 되지 않았다. 그런 아이들이 너무 우

스워 보이기까지 했다.

어느 날 청소 시간에 평소 나를 따돌리던 나름 부잣집 딸 아이가 청소도 하지 않고 뺀질거리며 돌아다녀서 당시 부반장을 맡고 있던 나는 그 아이에게 청소를 하라고 했다. 그러자 그 아이는 '네가 뭔데'하는 표정으로 내 말을 무시했고 그런 태도에 화가 난 나는 그 아이를 한 대 때리고 말았다. 그 애는 엉엉 울면서 "우리 엄마도 안 때리는데 네가 뭔데 날 때려?"라고 했다. 나는 단호하게 말했다.

"네가 안 맞아서 그래!"

소란이 벌어진 것을 알고 달려오신 선생님에 의해 상황이 종료되긴 했지만 나는 당연히 해야 할 일을 했다고 생각했기에 전혀 꿀리지 않았다. 돈 있는 집 아이들이 따돌릴수록 나는 보란 듯이 더욱더 열심히 공부했다. 나는 시골에서 전학 온 당당한 대표선수였고 내 가슴속에는 분명한 꿈과 목표가 있었기 때문이다.

그런 내 모습을 지켜본 반 아이들은 무언의 박수를 보내며 나를 따랐다. 나와 다퉜던 그 친구도 나중에는 나와 친해져서 자기 생일날 나를 초대하기도 했다. 이렇듯 어린 시절 품었던 의사의 꿈은 내 인생을 이끌어 가는 강력한 힘이 되어 주변 상황에 흔들리지 않도록 나를 붙들어 주었다.

3.

열등감과 거듭된 실패에도
꿈을 포기하지 않았다

중고등학교에 올라가서도 내 꿈은 변치 않았다. 학교에서 여러 가지 활동을 했지만 내 꿈은 의사가 되는 것이었기에 열심히 공부했다. 솔직히 나는 주변의 기대를 받고 리더십을 발휘하며 일등 인생으로 사는 것에 대해 은근히 만족하고 있었다. 나는 속으로 자주 이런 생각을 했다.

'인생은 조각 작품과 같은 거야. 열심히 나를 훈련하고 깎아가면 훌륭한 인생이 될 수 있어.'

그런데 중학교 3학년에 올라가면서 어느 날부터인가 수학이 어렵게 느껴지기 시작했다. 고등학교에 올라가서는 영어 역시 어렵게 느껴졌다. 그때부터는 집중도 잘되지 않고 공부에 대한 두려움과 열등감이 서서히 싹트기 시작했다. 나는 늘 의사가 될 거라고 말해 왔기에 주변 사람들이 그렇게 기대하며 지켜볼 거라는 생각이 나를 두렵게 했다.

어느덧 공부는 바윗돌처럼 나를 짓눌렀고 나는 남들이 다 쉬며 즐거워하는 명절에도 도서관에 혼자 앉아 책을 펴고 있었다. 물론 집중은 전혀 되지 않았고 머릿속에는 '이것도 몰라서 어떡하지? 나는 머리가 왜 이렇게 나쁜 거야…' 등 온갖 잡생각들이 마음을 우울하게 했다.

결국 대학 입시에 실패했고 고민할 것도 없이 재수를 했지만, 공부에 대한 두려움과 중압감에 여전히 공부가 힘들었다. 재수에도 실패, 3수에 도전했지만 또 실패했다. 3수 실패 후에는 친구의 권유로 이과 계열의 다른 과에 들어갔다. 그러나 의사가 되는 것 외에 다른 꿈을 생각해 본 적이 없기에 결국 입학한 지 한 달 만에 그만두고 말았다. 그리고 다시 도전, 결국 4수 만에 의과대학에 입학할 수 있었다.

거듭된 실패를 맛보며 '인생은 강한 의지로 조각 작품처럼 스스로를 만들어 가면 된다'던 내 생각은 모두 박살이 났다. 나는 그 뼈아픈 실패 경험을 통해 '열심히 해도 안 되는 게 있구나. 누구나 실패할 수 있구나. 다른 사람의 어려움에 대해 함부로 판단해선 안 되겠다'라는 것을 뼛속 깊이 깨닫고 겸손을 배우게 되었다. 이때의 거듭된 실패가 아니었다면 타인의 어려움과 아픔에 대해 마음으로 이해할 수 없었을 것이다. 비록 아픈 경험이었지만 이 또한 귀한 경험이었다.

고대하던 의과대학 합격을 축하하며 엄마는 동네 지인들을 초청하여 잔치를 벌였다. 그리고 나는 의과대학생이 되어 수업을 듣기 시작했다. 그런데 학기 초부터 내 머릿속은 공부에 대한 두려움과 중간고사에 대한 불안함으로 가슴이 짓눌렸다. 아직 예과과정이라 친구들은 큰 부담 없이 미팅도 하면서 즐겁게 지내는데, 나만 혼자 불안해하고 있었다.

그렇게 힘겹게 한 학기, 한 학기를 넘기고 예과 2학년 2학기를 맞으면서 결국 한계에 부딪혔다. 의과대학에서 예과 2학년 2학기는 본격적인 의학 공부가 시작되는 중요한 학기다. 해부학, 생리학, 생화학, 조직학 수업이 시작되면서 어마어마한 분량의 내용을 암기해야 했고 끊임없이 시험을 봤다. 특히 해부학 수업 시간에 쏟아지는 온몸의 뼈와 근육, 신경, 구멍 등을 받아적고 외우고 시험을 봐야 했는데 나는 결국 이 과정을 소화하지 못하고 휴학을 결정했다.

그 첫 휴학은 두 번째 휴학으로 이어졌고, 결국 세 번째에는 휴학이 아닌 자퇴를 하고 말았다. 자퇴할 당시 나는 나의 고통이 너무 컸기에 부모님의 마음을 헤아릴 겨를이 없었다. 의사가 되고 난 후 어느 날 엄마로부터 그때의 참담했던 심정을 전해 듣고 얼마나 죄송하고 마음이 아팠는지 모른다.

4.

남편과의 결혼이
내 인생을 밝은 터널로 인도했다

오늘 이 자리에 오기까지 빼놓을 수 없는 사건이 있는데 바로 결혼이다. 우리 집안은 대대로 불교를 믿어왔다. 자주는 아니었지만 어릴 적 특별한 날이면 엄마를 따라 절에 가서 108배를 했다. 절을 할 때마다 나는 정성을 다해 진지하게 절을 하곤 했다.

그런데 3수를 하던 무렵, 학원에서 함께 공부하던 친구가 예수님에 대한 얘기를 전해주었다. 내가 나온 중고등학교가 미션 스쿨이었고 친구 따라 교회도 나가보았기에 전혀 모르는 얘기가 아니었지만, 그날은 그 친구의 말이 예사롭지 않게 들렸다. 마음속으로 늘어떤 절대자가 있을 거라는 생각을 하고 살았는데, 오늘 이 친구가 전해준 예수라는 분이 그분일지도 모른다는 생각이 들었다.

나는 주일날 그 친구가 다니는 교회에 나가기로 약속했다. 나는 인생에 큰 결단을 하고 새 마음으로 교회를 가는데 뭔가 예의를 갖추는 게 도리일 거 같아서 누가 시키지 않았지만, 처음 교회 나가기

굿닥터

전 목, 금, 토 사흘 동안 하루에 삶은 계란 한 개와 율무차 한 잔만 먹으면서 나름대로 금식을 했고 처음 교회 가는 날 아침 일찍 목욕탕에 가서 목욕도 했다.

그리고 주일 아침, 혹시 하나님을 만날지도 모른다는 기대감으로 교회에 가게 되었는데 예배당에 앉으면서부터 눈물이 나서 예배가 끝날 때까지 눈물을 주체할 수 없었다. 그날 설교 내용이 뭔지도 잘 모르고 무슨 깨달음이 있었던 것도, 기대했던 하나님의 음성을 들은 것도 아니었지만 나는 그 후로 교회에 계속 나가게 되었다.

4수 만에 의과대학에 입학했을 때도 나는 스스로 기독 동아리에 가입해서 신앙생활을 이어갔다. 그리고 그 모임에서 나에게 관심을 보이는 한 남자를 만나게 되었다. 당시 그는 35개월간의 긴 공군 복무를 마치고 대학에 복학하여 2학년에 재학 중이었다. 아버지 나이 58세 때 9남매 중 막내로 태어난 그는 철학과에 다니며 목회를 꿈꾸는, 별로 호감 가지 않는 남자였다.

그는 만날 때마다 꾸밈없는 솔직한 모습을 보여줬고 오랜 친구처럼 편안하게 느껴졌다. 나는 비록 의대생은 되었지만, 그 과정에서 거듭된 실패로 인해 부정적인 생각이 가득했고 또 실패할 거 같다는 두려움에 늘 긴장되어 있었다. 그런데 그 남자는 뭐 하나 내세울 게 없어 보이는데도 늘 자신감에 차 있었다. 부모님과 가족들로부터 사랑을 듬뿍 받고 자라서인지 무슨 일에든 긍정적이었고 관대

했다. 그 남자와 같이 있으면 인생이 마치 소풍처럼 즐겁게 느껴졌다. 처음에는 그 남자가 나를 좋아했지만 어느새 나도 그 남자를 좋아하게 되었다. 우리의 만남은 가진 것은 없었지만 늘 풍성했고 돌아서면 금세 그립곤 했다.

두 번의 휴학 기간을 마치고 예과 2학년 2학기에 등록하는 대신 나는 의과대학 자퇴를 결정했다. 도저히 이런 생활을 유지할 수 없었고 의과대학을 졸업할 자신도 없었기 때문이다. 자퇴를 결정하는 데는 당시 사귀던 남자의 영향이 컸다. 의대 공부를 너무 힘들어하는 모습을 안쓰럽게 지켜보던 그가 내게 이렇게 말했다.

"꼭 의사가 되어야 성공하는 건 아니야. 네가 하고 싶은 일을 하면서 즐겁게 살면 돼!"

그 말이 내게는 생수처럼 다가왔다. 드디어 자퇴 서류를 제출했다. 4수 끝에 힘들게 들어온 대학이지만 자퇴는 너무 간단했다. 그렇게 자퇴는 쉬웠지만 그 후 쓰나미처럼 밀어닥치는 실패감은 감당하기 어려웠다. 지금까지 나를 지탱해 주었던 꿈과 희망이 모두 끊어진 느낌이었다. 텅 빈 사막에 홀로 남겨진 기분, 시장통에서 엄마를 잃어버린 느낌, 덫에 갇혔다고 할까, 수렁에 빠져들고 있다고 할까.

삶의 이유를 잃어버린 채 평택 엄마 집에서 하루하루를 버겁게

굿닥터

지내던 무렵, 딸의 상태가 심각하다고 판단하신 엄마는 그동안 내가 사귀던 남자에게 관심을 보이기 시작하셨다. 사실 엄마는 우리의 관계를 흡족해하지 않으셨다. 당시 그 남자는 불교를 믿는 우리 집과는 신앙적으로 맞지 않았고, 비록 중도 포기를 했으나 의대생이었던 똑똑한 딸과는 어울리지 않는다고 생각하셨던 것 같다.

그러나 딸의 상태가 워낙 불안했기에 이런 딸을 품어줄 사람은 하나님이든 부처님이든 신앙이 있는 사람이 낫겠다고 판단하셨다. 얼마 후 엄마는 내게 그 남자가 어떤 사람인지 말해보라고 하셨다. 나는 그 사람을 만나면 마음이 편해지고 그 사람과 함께라면 무엇이든 할 수 있을 것 같다고 말씀드렸다. 엄마는 한참을 생각하시더니 곧장 결혼을 허락하셨다. 우리는 엄마의 허락 후 한 달 만에 그해 12월 결혼을 했다.

주위 사람들에게는 위태하고 불안해 보이던 결혼, 그러나 이 결혼은 동굴 속처럼 암울했던 내 인생을 밝은 터널로 이끌어 준 기막힌 하나님의 계획이었다. 결혼한 지 벌써 30년이 지났다. 연애 시절 내 마음을 끌었던 남편의 그 자신감과 관대함은 지금도 변함이 없다. 남편은 지금까지 '안 된다, 못한다, 힘들다'는 말을 한 번도 한 적이 없다.

남편의 그 무한긍정, 무한신뢰는 자연의학이라는 낯선 광야에서 넘어지고 주저앉을 때마다 나를 일으켜 세우는 힘이 되었다. 돌아보건대 하나님은 자연의학이라는 광야에 나를 홀로 두시지 않고 남편과 함께 걷게 하셨다. 함께 걷는 길이었기에 끝이 보이질 않는 아득한 길을 포기하지 않고 지나올 수 있었다. 이 아름다운 만남을 선물로 주신 하나님께 감사한다. 남편은 목회를 하고 있는 목사이다. 그리고 불심 깊었던 부모님은 지금 우리 부부 곁에서 함께 교회에 다니고 계신다.

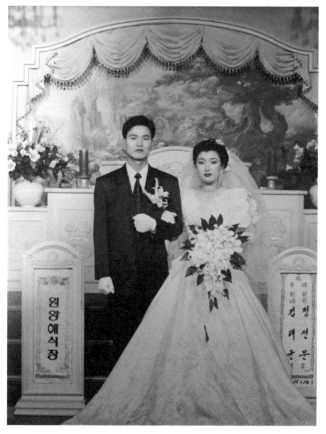

결혼식

5. 의과대학 재입학 후 어려운 공부 끝에 의사고시에 합격하다

결혼 후 남편이 다니는 대학교 근처에 신혼집을 얻었다. 남편은 대학 3학년에 재학 중이었기 때문이다. 의과대학을 자퇴하면서 나는 의사의 꿈을 접고 제빵 기술을 배워 빵집을 내기로 했다. 평소 요리를 좋아했고 빵을 만들면 경제적인 안정도 되고, 주위에 도움을 줄 기회도 많을 거 같아서였다. 나름의 계획을 가지고 남편과 행복한 시간을 보내며 수개월이 지난 어느 날 남편은 나에게 말했다.

"나는 당신이 의과대학을 자퇴한다고 했을 때 공부를 잘해서 의과대학에 들어가기는 했지만, 사실 공부를 싫어한다고 생각했어. 그래서 굳이 하기 싫은 일을 하면서 인생을 보낼 이유는 없으니 하고 싶은 일을 하며 살라고 했던 거야. 그런데 지금 보니 당신은 공부를 싫어하는 게 아니라 정말 공부가 하고 싶은데 자신감이 없는 것 같아."

그러면서 그는 "대한민국에서 의과대학에 들어가고 싶다고 아무나 들어가는 것은 아니지 않나, 당신이 의과대학에 들어갔다면 하나님의 뜻이 있을 거다, 학교에 다시 들어갈 수 있도록 기도하면서 길을 찾아보자"고 했다. 나는 당황스러우면서도 혹시 이 사람이 기도해서 '내가 진짜 의대에 다시 들어가게 되면 어떡하지?' 하는 두려움이 생겼다. 요란 떨고 들어가서 결국 그만둔 것도 창피한데 다시 들어가서 또 실패하면 그때는 도저히 얼굴을 들고 다닐 수 없을 것 같았다.

아무튼 그날 이후 남편은 저녁마다 우리가 나가는 학교 앞 작은 교회에 가서 1시간씩 기도를 하고 왔다. 그리고 얼마 후 그는 내게 학교에 같이 가보자고 했다. 다시 의대에 들어갈 방법이 있는지 알아보자는 것이었다. 교무과에 가서 사정을 이야기하고 다시 공부할 수 있느냐고 물었더니 직원은 어이없다는 표정으로 지금까지 그 학교 의대 역사 이래 중도에 퇴학을 당했거나 자퇴한 사람이 20명이 넘지만 다시 복학한 사람은 단 한 명도 없다고 했다. 의대 공부를 하고 싶다면 대입 시험을 다시 봐서 들어오는 길밖에 없다고 했다. 그 말을 듣고 돌아서 나오는데 얼마나 창피하던지. 나는 남편에게 왜 이런 일을 해서 사람을 창피하게 하느냐고 짜증을 냈다.

그러나 남편은 단호히 말했다.

"하나님의 뜻이 있으면 사람에게 아쉬운 소리 안 하고 다시 들어갈 수 있다."

굿닥터

그렇게 돌아온 후 남편은 그날도, 그 다음 날에도 저녁마다 빠짐없이 교회에 가서 혼자 기도를 하고 왔다. 그렇게 시간이 흘러 7월 초가 되었다. 그날 오후도 나는 집에서 뭔가를 하고 있었는데, 아직 수업이 끝날 시간이 아닌데 남편이 다급하게 들어왔다.

"당신, 다시 학교에 갈 수 있게 됐어."

기쁨에 찬 목소리로 이야기하며 신문을 내밀었다. 남편이 보여준 기사는 1993년도 2학기 한 학기 동안 적용되는 한시법에 관한 기사였다. 1993년도는 김영삼 정부가 출범된 해로서 '최초의 문민정부'라고 명명되었는데 그 이름에 걸맞게 그동안 민주화를 위해 데모를 하다가 학교에 다니지 못하게 된 학생들에게 93년을 기점으로 10년 전까지 소급하여 이유를 묻지 않고 무조건 재입학을 시켜준다는 내용이었다. 그것도 1학년부터가 아니라 그만둔 학기로 다시 입학을 허락한다는 것이었다. 물론 나는 데모하다 잘린 것은 아니지만 이유를 묻지 않고 원하면 다 받아준다고 했으니 나 역시 원하면 내가 자퇴한 예과 2학년 2학기로 재입학을 할 수 있었다.

설마 했던 기대가 현실이 되는 순간이었다. 감격이었다. 그러나 감격도 잠깐, 역사 이래 한 번도 없었던 한시법까지 만들어져 재입학이라는 기적의 주인공이 되었지만 나의 상태는 과거와 달라진 것이 없었기에 의학 공부를 다시 시작한 지 일주일 만에 나는 또다시 학교에 계속 다녀야 하는지 고민하기 시작했다. 남편은 그런 나에게 이렇게 말했다.

> "홍해를 가르신 것은 하나님이지만 그 기적을 체험한 사람은 그 자리에 있었던 사람들이야. 기적을 경험하려면 그 자리에 있어야 해. 당신은 학생이니 학교에 있어. 수업이 끝나면 도서관에 가서 밤 12시까지 있어. 도서관에 앉아서 공부를 하든 소설책을 보든 편지를 쓰든 상관없어. 그러나 반드시 학교에 있어야 해. 그리고 하나님께서 하시는 일을 봐."

남편은 밤 11시 50분쯤 되면 오토바이를 타고 나를 데리러 왔다. 아침 8시 전에 학교에 가서 밤 12시가 되어야 집에 돌아오니 그동안 남편이 어디서 무얼 하고 지내는지, 밥은 먹고 다니는지조차 알수 없었다. 그는 마치 고아처럼 하루를 지내다가 자정이 되어서야 아내를 만나는 것이었다.

그 밤에 오토바이를 타고 집에 돌아오면 편안한 쉼을 가져야 하지만 나는 그렇지 못했다. 한숨을 쉬고 때로 눈물을 흘리면서 "이렇게 해봐야 아무 소용없다. 왜 기도를 해서 사람을 힘들게 하느냐?" 등 말도 안 되는 억지를 부리며 남편을 힘들게 했다. 그렇게 20, 30분간 쏟아내는 나의 푸념을 남편은 화 한번 내지 않고 받아주면서 늘 마지막 마무리는 남편이 했다.

> "괜찮아. 당신은 그냥 그 자리에 있으면 돼. 그 자리에 있으면서

굿닥터

하나님께서 하시는 일들을 봐."

그렇게 녹음기처럼 같은 말들을 매일 밤 반복하면서 하루하루를 넘겼다. 그리고 그렇게 한 학기가 흘러가고 남편의 말대로 모든 과목을 패스한 나는 본과 1학년에 올라갈 수 있었다. 본과 1학년 때는 큰아이 출산으로 인해 한 해를 쉬어야 했고, 본과 4학년 병원 실습 동안에는 둘째 딸아이의 출산이 있었지만, 지도교수님의 배려로 3주간의 출산휴가를 보내고 무사히 의사 고시에 합격했다.

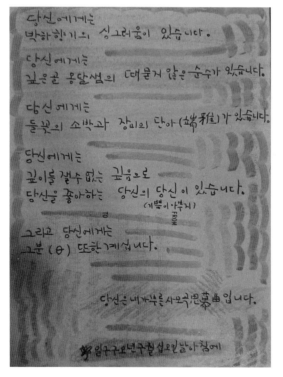

남편은 때때로 나에게 시를 써서 건네곤 했다.

6.

의과대학을 마치기까지
많은 경제적 도움이 있었다

이 나라 5천 년 역사에서 전무후무한 한시법이 만들어져 의과대학에 재입학을 하긴 했지만 학생 신분인 우리 부부에게 경제적인 문제는 해결하기 힘든 과제였다. 한번은 연로하신 시어머님이 매일 장에 나가 나물 판 돈을 모아 보내주시기도 했지만 한 학기, 한 학기 등록금을 해결하는 것은 가슴 졸일 만큼 힘겨운 일이었다.

본과 1학년 때의 일이다. 268만 원이나 되는 등록금을 내야 하는데 우리는 돈이 전혀 없었다. 등록 기간을 넘기고 학기가 시작되었지만 속수무책이었다. 남편은 그 당시 학업을 마치고 가나안 농군학교 교관이 되기 위해 면접을 본 상태였다. 학자금 융자를 내야 하는데, 누구에게 보증을 서달라고 부탁하는 것이 쉬운 일이 아니라서 포기하고 자신의 가나안 농군학교 교관 자격으로 보증을 섰다.

물론 아직 합격자 발표가 나지 않은 상황이었으나 남편은 반드시 합격할 줄 알았기 때문에 은행에 제출할 서류에 자신을 보증인으로 쓴 것이었다. 그런 상황을 자세히 모르고 있던 나는 남편이 알아서 처리했다고 생각하고 아무 걱정 없이 수업을 듣고 있었다. 그런데 어느 날 지도교수님이 나를 찾으셔서 갔더니 대뜸 "김태균, 너 왜 추가등록 마지막 날인데 아직도 등록을 안 하는 거야?"라고 물으셨다. 나는 깜짝 놀랐다. 그리고 그 순간 깨달았다. 은행이 그렇게 만만한 데가 아니라는 것을. 은행 측에서는 서류심사 과정에서 가나안 농군학교로 보증인의 근무 여부를 문의했고 농군학교에서는 당연히 그런 직원이 없다고 답했기 때문에 제출한 학자금대출 신청서는 아무 의미 없는 허위서류가 되어버린 것이다.

내가 자초지종을 설명하자 교수님은 당장 따라오라고 하시며 곧바로 은행의 지점장을 만나 "제가 이 학생 지도교수인데 제가 보증서겠습니다"라고 하셨고, 모든 일은 순식간에 마무리되었다. 결국 추가등록 마지막 날 등록금이 입금되어 계속 공부를 할 수 있게 되었다. 전혀 생각지 못한 방법으로 등록금이 해결되는 것을 보면서 너무 놀랍고 감사한 마음이었다.

그런데 며칠 후 교수님께서 나를 부르셨다. 교수님께서 내게 봉투를 내미시면서 은행 빚을 갚든지, 생활비에 보태 쓰든지 알아서 하고 학부모 후원회에 감사의 편지를 한 통 쓰라고 하셨다. 내 사정을 아신 교수님께서 비상 학부모 후원회를 소집하여 모금을 했고 한 학기 등록금 전액인 268만 원이 모아진 것이다. 그때 눈물로 감사 편지를 썼던 일과 학장님께서 그 편지를 받고 격려해 주셨던 일을 지금도 잊을 수 없다.

그 일이 있은 지 얼마 후 남편은 가나안 농군학교 교관 합격통지서를 받았고 곧바로 근무하게 되었다. 그런데 놀라운 일은 여기서 끝나지 않았다. 농군학교 교관으로 들어간 지 1년도 되지 않아 이사장님께서는 나의 학업을 돕기 위해 이사회를 소집하여 내가 의과대학을 졸업할 때까지 등록금 전액을 지원해 주시기로 한 것이다. 결국 은행 학자금 대출은 더 이상 필요 없게 되었고, 남은 학기는 등록금 걱정 없이 졸업까지 하게 되었다. 당시 두 아이의 양육을 위해 올라오신 시부모님과 함께 살며 재정은 항상 마이너스였지만 주변의 많은 도움을 받으며 모든 과정을 마칠 수 있었다. 그렇게 고비고비를 넘어 결국 큰아들 6살, 작은딸 돌 때 의과대학을 졸업했다.

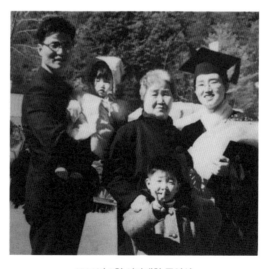

1999년 2월 의과대학 졸업식

굿닥터

7.

어렵게 레지던트를 마치고
가정의학과 전문의가 되다

큰아이 돌 무렵 시부모님께서 아이를 키워주시기 위해 시골 살림을 정리하고 우리 집에 오셨다. 남편이 9남매의 막내이니 시부모님은 이미 많이 연로하신 상태였지만 우리 아이들을 모두 정성과 사랑으로 키워주셨다. 나는 의과대학을 마치고 인턴이 되어 거의 병원에서 생활해야 했고 남편마저 직장 때문에 주말에만 집에 올 수 있었기에 육아는 시부모님의 몫이었다.

할머니가 지극 정성으로 키워주셔도 어린 두 남매는 늘 엄마가 그리웠나 보다. 나는 아이들과 거의 함께하지 못했기에 아이들이 어떻게 자랐는지 잘 알지 못했었다. 그런데 수년 후 아이들 고모가 전해주신 이야기를 통해 그때 아이들의 마음이 어땠는지를 알고 지나간 일이지만 너무 마음이 아파 하염없이 눈물이 나왔다. 그 이야기는 지금도 생각날 때마다 눈물이 난다.

작은딸 아이가 세 살 되던 무렵, 당시 연로하신 어머니는 당뇨에 심장병까지 있으셔서 계단도 잘 올라가지 못하셨는데, 어린아이 눈에도 그 할머니께 무언가를 기대하기는 어렵다는 생각이 들었나 보다. 그러니 좀 젊어 보이는 고모들이 오면 자기들이 하고 싶던 것을 시도했던 모양이다.

어느 날 셋째 고모가 친정엄마를 뵈러 우리 집에 오셨는데 아직 말도 잘 못 하는 딸아이가 아무 말 없이 방으로 들어가더니 자기 잠바를 끌고 나와서는 고모 손을 잡아끌면서 어딜 가자고 했단다. 고모는 과자라도 사 달라고 하는가 보다 생각하고 아이 옷을 입혀 밖으로 데리고 나가셨단다. 당연히 슈퍼마켓으로 가겠지 했는데, 아이는 슈퍼마켓과는 반대 방향으로 고모 손을 끌고 가면서 "엄마 병원, 엄마 병원" 하더란다. 그 방향은 내가 레지던트로 일하던 대학병원으로 가는 길이었다. 집에서 가까웠기에 아이와 함께 5분쯤 걸어서 병원 1층에 도착했는데, 병원 로비 접수대기실 의자에 앉으면서 "엄마, 엄마" 하더란다. 엄마가 이 병원에 있으니 그 의자에서 기다리고 있으면 만날 수 있을 거라고 생각했던 것이다.

고모는 그제야 그 아이의 마음을 알고 어린 것이 얼마나 엄마가 보고 싶으면 이럴까 생각하며 마음이 많이 아팠다고 하셨다. 더욱 마음이 아픈 건 그날 엄마를 만나지 못했다는 것이다. 그 큰 대학병원에서 우연히 엄마를 만날 확률이 얼마나 되겠는가. 나는 그런 일이 있었는지 전혀 알지 못했기에 나중에 이야기를 들었을 때 (이미 아이가 많이 큰 상태였지만) 매일 매일 엄마를 그리워했을 딸의 마음을 생각하며 나도 모르게 눈물을 흘렸었다.

큰아들 기쁨이가 초등학교 2학년 때 겪었던 일은 더욱 가슴 아프고 참 미안하다. 내가 가정의학과 레지던트를 하고 있던 어느 날 기쁨이 담임선생님으로부터 한 통의 전화를 받았다. 그때까지 선생님을 한 번도 뵙지 못했는데, 젊은 여선생님의 목소리였다. 선생님은 자신이 기쁨이 담임이라고 소개하시며 기쁨이가 친구를 들어서 바닥에 던졌다고 하셨다. 다행히 그 아이가 다치지는 않았지만 집에서 가정교육을 좀 잘 시키라며 차가운 어투로 말씀하셨다. 나는 당황하여 죄송하다고 사과를 하고 전화를 끊었다. 그리고 바로 집에 계시는 어머니께 전화를 걸어 기쁨이가 학교에서 돌아오면 내가 있는 병원으로 올 수 있게 해달라고 부탁드렸다.

얼마 후 병원에서 기쁨이를 만나 레지던트 숙소로 데리고 와서 오늘 왜 그런 상황이 있었는지 물었다. 그런데 아이가 전혀 말을 하지 않았다. 달래고 얼러도 왜 그랬는지 아무 말도 하지 않고 고개만 떨구고 있었다. 묵묵부답이던 아이는 30분쯤 지나자 겨우 말 한마디를 꺼냈다. 그런데 말소리가 너무 작아서 뭐라고 하는지 알아들을 수가 없었다.

내가 방금 뭐라고 했는지 다시 묻자, 아이는 여전히 기어들어가는 목소리로 "거지"라고 말했다. 그리고 눈물을 흘리면서 말을 이어갔다. 그 친구는 같은 반 아이인데, 얼마 전 우리가 사는 아파트에 놀러 왔었단다. 그 당시 우리가 살고 있던 아파트는 결손 가정들이 많이 살고 있는 복도식 영세민 아파트였다. 우리 집은 1층이었고 아파트 출입구에서 가까웠는데, 늘 문을 열어놓고 살았기에 지나가는 사람들이 우리 집 거실을 다 들여다볼 수 있었다.

그 날 그 아이가 기쁨이를 따라 놀러 왔다가 우리 집 거실을 보았는데 아마도 그 아이 눈에는 깨끗하게 정돈되지 않은 거실 모습이 거지 같아 보였던 것 같다. 사실 우리 집은 살림을 맡아 하셨던 어머님이 연로하시고 무릎 관절염이 심해 일어서는 걸 힘들어하셔서 냄비며 그릇들을 거의 바닥에 내려놓고 앉아서 살림을 하셨기 때문에 집 정리가 잘되어 있지 않았다.

그 후 그 아이는 학교에서 기쁨이만 보면 "쟤네 집, 거지다. 거지" 라고 놀렸던 것 같다. 그날도 그 아이는 기쁨이에게 "거지"라고 놀렸고 그동안 참아오던 기쁨이가 갑자기 너무 분노가 치밀어 자신보다 덩치가 작은 그 아이를 들어서 바닥에 내동댕이친 것이다. 기죽은 모습으로 자초지종을 얘기하는 아들의 모습을 보니 그동안 괴로움을 당했을 아이가 너무 불쌍하고 가슴이 아파서 견딜 수가 없었다.

나는 "오늘 엄마랑 시내에 가서 맛있는 것 사 먹자"고 기쁨이를 달랜 후 동료 의사에게 돈을 조금 빌린 다음 아들과 함께 시내로 향했다. 그리고 옷을 저렴하게 살 수 있는 의류매장에 가서 옷을 사

입히고 평소에 사주지 못했던 햄버거도 사서 먹인 후 함께 길을 걸었다. 그냥 아들에게 미안한 마음, 응원하는 마음으로 함께해주고 싶었다.

그렇게 아이를 집에 들여보내고 나는 병원에 들어가서 그날 주어진 일을 해야 했다. 그러나 그렇게 하루 위로했다고 문제가 해결되는 것은 아니었기에 학교에서 아이들에게 놀림 받는 것에서 벗어나게 해주려고 결국 다른 학교로 전학을 하기로 하고 이사를 해야만 했다.

어려움 속에서도 시간은 흘러 어느새 가정의학과 레지던트 과정을 마치고 전문의 시험을 통과하여 내 나이 37살 되던 해 가정의학과 전문의 자격증을 취득했다. 전문의 시험을 보기 전 잠깐 아르바이트로 일했던 노인요양병원 원장님께서 내가 전문의 따기를 기다렸다가 곧바로 과장으로 와달라고 요청을 하셔서 쉼의 시간도 갖지 못한 채 바로 취직을 하게 되었다.

8.

가정의학과 전문의가 되어 처음 의사생활을 시작하다

어릴 적부터 꿈꿔오던 의사였기에 특별한 마음으로 환자들을 돌봤다. 다른 병원들과 달리 요양병원 환자들은 자신이 나이 먹고 병들어 버림받은 것 같은 마음을 갖는 경우가 많았고, 환자의 보호자인 자녀 입장에서는 부모를 직접 모시지 못하고 요양병원에 입원시킨 것에 대한 죄책감이 있었다. 나는 이런 환자와 보호자의 마음을 어떻게 하면 좀 더 편하게 해 줄 수 있을까를 고민하지 않을 수 없었다. 나는 우선 환자들에게는 그 자녀들을 칭찬하는 말을 해드렸다.

"할머니는 참 복이 많으시다. 자녀분들이 훌륭하셔서 병원비가 많이 들어도 엄마를 좀 더 편히 모시려고 애를 쓰잖아요. 엄마를 잘 봐달라고 얼마나 간곡히 부탁을 하고 가셨는지 몰라요."

그 자녀가 혹 그렇게 하지 않았을지라도 나의 이런 표현들은 '내 주치의가 나를 버림받은 것으로 생각지 않는구나. 오히려 우리 아들을 칭찬하는구나!' 하는 생각과 함께 남들이 나를 어떻게 볼까 하는 마음에서 자유로워지고 안심하게 하는 효과가 있다. 병은 마음에서 오는 것인데, 자식에게 버림받은 것 같은 마음 때문에 스트레스를 받는다면 건강에 좋을 리가 없다. 한편 보호자에게는 이렇게 말했다.

> "병원비 내는 날이 참 빨리 오지요? 한참 돈이 많이 나가는 시기일 텐데 부모님을 편하게 모시려고 이렇게 애쓰시는 것을 보면 참 존경스럽습니다. 혹시 부모님께서 불편해하는 것이 있으시거나 저에게 도움을 청할 일이 있으시면 언제든지 말씀해 주세요. 할 수 있는 대로 최선을 다해 도와드리겠습니다."

이렇게 말씀을 드리면 보호자들 역시 안심을 하게 된다. 마음이 편해져서 주치의와 한층 더 편하게 얘기를 나누고 고충을 말씀하신다. 처음 들어간 병원에서 140여 명의 환자들과 거의 매일 함께하며 근무 시간 외에도 24시간 언제든 콜을 받으면서 만 6년을 보냈다. 체력이 거의 바닥이 날 만큼 힘든 상태가 되어 간신히 버티고 있던 어느 날, 앰뷸런스를 타고 응급환자를 대학병원으로 이송하던 중 교통사고가 발생했다.

사고 후유증으로 자연스럽게 쉴 수 있는 상황이 되었다. 그렇게 약 5개월 정도 지난 후, 당시 새로 생긴 좀 더 큰 규모의 노인요양병원으로부터 와달라는 요청을 받고 병원을 옮기게 되었다. 그 병원에는 야간 당직과 주말 당직이 따로 있어서 이전 병원보다 훨씬 편하게 생활할 수 있었다. 입사한 지 1년 만에 병원장직을 맡게 되었고 그 병원에서 만 5년 가까이를 근무했다.

9.

안정적 삶을 버리고
사명을 붙잡다

병원장으로 일하면서 환자들을 위해, 요양보호사들을 위해, 직원들을 위해 평소 생각하던 것을 하나하나 실천해 나갔다.

그중 하나는 환자들을 위한 기금통장을 개설해서 매달 일정 금액을 적립한 것이다. 언제든 환자에게 좋은 일이 있을 때 축하파티를 하기 위한 기금이었다. 물리치료실이나 간호사실로부터 환자에 대한 좋은 소식, 예를 들면 거동이 불편하신 환자분이 그동안 2미터 정도를 걷다가 열심히 연습해서 5미터를 걷게 되었다고 전화가 오면 수간호사와 미리 이야기를 나누고 회진을 하면서 그 환자를 마음껏 칭찬해 드리고 어르신들이 좋아하는 메밀전이나 홍시, 빵 등을 준비해서 병실이나 병동 전체 파티를 열었는데, 그때 그동안 적립해 놓았던 기금을 사용했던 것이다.

그때그때 필요한 대로 내 지갑에서 꺼내 쓸 수 있지만 때로는 아까운 생각이 들 수도 있을 것 같았다. 그런데 따로 돈을 적립해두면 이미 내 돈이라는 생각이 들지 않기 때문에 항상 기분 좋게 쓸 수 있었다. 이 통장은 내가 병원장을 그만둔 이후에도 직원들을 위한 복지기금통장으로 유지하고 있다.

나는 회진을 하면서 환자와 사진을 찍기도 하고 때로는 보호자와 환자의 다정한 모습을 찍어드리고 퇴근길에 그 사진을 출력해서 예쁜 액자에 넣어 다음날 환자분께 선물로 드리곤 했는데 그 사진이 환자분의 마지막 사진이 되는 경우도 많았다.

요양보호사 일은 그 어떤 일보다 힘들고 고단한 일이다. 밤낮없이 환자 곁에 있으면서 잠을 편안히 잘 수 없고 어떤 환자는 정신적으로도 힘들게 하는 경우가 많기 때문이다. 일이 이렇게 힘들다 보니 요양보호사 중에는 교포분들이 많다. 몸이 아파도 제대로 자신의 몸을 돌보기 어려운 경우가 많고, 특히 명절이나 어버이날, 연말 등에는 왠지 더 안쓰러운 마음이 들었다.

나는 병원장으로서 요양보호사를 위한 작은 배려의 시간을 갖고 싶어 1년에 2회, 어버이날과 연말에 만찬 자리를 마련하곤 했다. 요양보호사가 자리를 비우면 누군가 반드시 그 자리를 대신 해야 하기에 쉽지 않은 일이었지만 미리 대체 인력을 구하고 근무가 아닌 간호사들의 도움을 받아 3시간 정도 시간을 내서 함께 식사도 하고 드라이브도 시켜 드렸다. 짧은 시간이지만 너무나 즐거워하며 고마워하셨다. 이 행사에 대해 병원 이사장님도 의미를 두시고 매년 아낌없이 지원해 주셨다.

직원들과는 평소 의사소통을 잘하려고 노력했다. 내가 병원장으로 일하는 동안 요양병원 인증제도가 생겨 강원도에서 가장 처음으로 내가 일하는 병원이 인증심사를 받아야 하는 상황이 되었다. 그런데 인증심사를 앞둔 병원에는 직원들이 들어오려고 하지도 않고 일하던 직원들조차 부담을 느껴 그만둘 정도로 그 과정이 매우 힘들었다. 특히 각 파트에 책임을 맡은 직원들은 심적 부담뿐 아니라 해결해야 할 과제들이 너무 많아서 인증 한두 달 전에는 퇴근 시간이 늦어지기 일쑤였고 주말까지 나와 인증 준비를 해야 했다.

그렇게 애쓰는 직원들을 위로할 방법을 생각하다가 가족들을 위한 만찬을 준비하기로 했다. 분위기 좋은 패밀리 레스토랑을 예약하고 참석하는 직원 가족들 이름표도 예쁘게 만들어서 테이블 위에 올려놓고 자녀들에게 줄 상품권까지 준비했다. 음식이 나오기 전 나는 직원 가족들(대부분 자녀들이었다)에게 인사말을 했다.

"여러분은 참 훌륭한 엄마를 두셨어요. 엄마가 우리 병원에서 너무 중요한 일을 맡고 계셔요. 이번 11월 27, 28일 이틀 동안 병원이 중요한 검사를 받아야 하는데 엄마가 없으면 할 수 없는 일이에요. 그래서 얼마 동안 엄마가 집에 늦게 들어가기도 하고 여러분을 평소처럼 잘 챙겨주지 못하실 수도 있어요. 그래서 여러분에게 미리 조금만 참아달라고 부탁하기 위해 이렇게 자리를 마련했어요. 엄마가 바쁜 이 기간 동안 여러분이 엄마를 좀 도와주세요. 그리고 응원도 해주세요."

나는 자녀들 한 명 한 명에게 상품권을 직접 나눠주면서 진심을 담아 감사의 인사를 전했다. 그리고 맛있는 음식을 먹으며 사진도 찍고 즐거운 시간을 함께 보냈다. 그로부터 며칠이 지나고 어느 날 수간호사의 어린 아들이 "엄마, 이제 검사받을 날 얼마 안 남았지요?"라고 물었다고 한다. 함께 보낸 그 시간이 기억에 남았던 것 같다. 그렇게 거의 1년간 한마음 한뜻으로 인증심사를 준비한 덕분이었는지 우리 병원은 어려운 인증심사를 통과할 수 있었고, 강원도 최초의 인증 통과 병원이 되었다.

나는 매일 회진을 하며 환자들의 손을 잡아드리기도 하고 옆에 앉아 얘기를 들어드리곤 했다. 때로는 6.25 시절 얘기부터 시작해 이야기가 끝이 안 날 때도 있지만, 그래도 그런 시간이 환자들에게는 참 푸근한 위로의 시간인 것 같다.

의사로서 환자가 불편해하는 증상에 대해 약을 처방하는 것이 가장 기본적인 일이라 매일 회진이 끝나면 환자 차트를 열어 약을 처방하긴 하는데, 대부분 필요한 약이 이미 처방되고 있는 상태다 보니 결국 약을 드셔도 큰 효과가 없는 경우가 많다. 환자는 불편해하고 내가 해드릴 수 있는 건 별로 없고…. 요양병원에 입원해 있는 환자들의 평균 연령은 7, 80대. 대부분 아침마다 5알에서 10알이 넘는 약을 먹는다. 약을 먹기 위해 마시는 물만으로도 배가 부르다고 할 정도다. 매일 그렇게 많은 약을 복용하고 있음에도 불구하고 여전히 해결되지 않는 불편함으로 힘겹게 지내신다. 아무리 열심히 도와드려도 회진할 때마다 불편함을 호소하시니 때로 곤혹스럽기까지 하다.

이런 생활이 수년간 반복되면서 나는 마음에 회의감을 느끼지 않을 수 없었다. 그렇게 고대하던 의사가 되었지만 정작 환자들을 위해 할 수 있는 게 별로 없다는 사실 때문이었다. 어느 날부터 나는 건강 관련 서적을 보기 시작했다. 주로 우리 몸의 면역 기능, 자율신경 작용, 자연치유력 등에 관한 책들을 보았다. 우리 몸의 질병에 대한 근본적인 해결책은 없을까 하는 마음 때문이었다.

그런데 공부를 하면 할수록 우리 몸에 가장 좋은 치료법은 우리 몸이 본래 가지고 있는 치유능력을 회복시키는 길이라는 생각이 들었다. 이런 생각들은 병원장으로 남아 안정적인 삶을 살 것인가 어릴 적부터 꿈꾸던 진짜 환자들을 위해 필요한 의사가 될 것인가 하는 내적 갈등을 일으켰다. 결국 나는 고민 끝에 요양병원 병원장 자리를 내려놓고 의사로서 내가 걸어야 할 사명을 붙잡게 되었다.

10.   자연치료의 새 길을 꿈꾸며
병원을 개원하다

요양병원 병원장직을 사임한 지 얼마 안 되어 평소 잘 알고 지내던 제약회사 직원으로부터 개원하기에 딱 좋은 자리가 있다는 연락을 받았다. 그 당시 모은 돈도 없고 자연의학에 대한 공부도 더 필요했기에 바로 개원할 계획은 없었지만, 이미 인테리어가 잘되어 있고 별도의 시설비가 필요 없는 병원이었기에 바로 계약을 체결하고 2개월 후 개원을 했다.

그런데 개원하기 전 내가 환자 치료를 위해 준비한 것이라고는 유산균 제품 몇 가지를 만들고 척추 교정 치료를 배운 것뿐이었다. 자연치료를 하면서 생길 수 있는 치료 반응들에 대해서도 그저 책으로 공부한 게 전부였다. 지금 생각하면 아찔할 정도로 무모한 시도였다.

처음 개원할 당시 병원 이름을 어떤 것으로 할까 생각하다가 자연치료를 하는 병원이니 '김태균 자연의원'이라고 하는 게 좋겠다고 생각했다. 그런데 병원에 오는 사람들 대부분 자연의원이라는 이름을 생소하게 여겼고, "여기가 한의원인가요?"라고 묻는 경우도 많았다.

병원을 개원하고 며칠 되지 않아 진료를 받으러 온 한 사람은 50대 중반의 버스 기사였는데 아토피 피부염 때문에 등에서 진물이 나서 너무 힘들다고 했다. 유산균을 처방하고 3일쯤 지났는데 그분이 병원에 찾아와 직원에게 몹시 화가 난 목소리로 따지고 있었다.

"증상이 완화되기는커녕 진물이 오히려 더 심하게 나와서 수건을 두 장이나 대도 운전하기 힘들 정도야. 이거 어떻게 할 거야?"

나는 직원을 불러 바로 환불해 주라고 했다. 설명을 전혀 들을 마음이 없고 환불받을 마음으로 온 것이 보였기 때문이었다. 솔직히 책에서 치료 반응에 대해 읽긴 했지만, 막상 환자의 몸에서 심한 반응이 나오자 마음에 두려움이 일어난 것도 사실이다. 그 환자 외에도 환불해 준 일이 여러 번 있었다. 자연의학적인 방법으로 환자를 치료하는 것을 배운 적이 전혀 없었고 나 스스로 이 책, 저 책을 보며 간접 경험을 통해 알아가야 했기에 진료 현장에서 벌어지는 수많은 상황에 대처할 능력도, 자신감도 없었다.

개원 후 한 달 정도 지났을까. 환자는 거의 없었고 아는 분의 소개로 가끔씩 진료를 하고 있었는데, 우리 병원 유산균 제품을 만들어 주던 미생물 회사에서 5대 일간지에 자신들의 제품 광고를 하면서 귀퉁이에 우리 병원 소개와 함께 전화번호를 실어주었다. 광고의 효과는 매우 빨랐다. 전국에서 문의 전화가 걸려왔다. 아토피 피부염부터 가려움증, 류마티스 관절염, 암까지 문의 내용도 다양했다.

사실 광고를 보고 전화를 할 정도의 환자들은 이 병원, 저 병원 다니면서 검사도 많이 하고 민간요법도 안 해본 것 없이 다 해본 환자들이 대부분이다. 그런 환자들이 자연치료를 통해 나을 수 있지 않을까 하는 희망을 갖고 먼 길을 달려왔다. 아직 경험이 없는 나로서는 멀리서 찾아온 환자 자체가 부담스러울 정도였다.

비염, 아토피 피부염, 비만, 대사 질환, 자가 면역 질환 등 갖가지 문제를 가지고 온 환자들과 상담을 하다 보면 어느새 그들의 문제가 내 문제가 되었고 그들의 고통이 내 고통이 되어 어떻게든 해결해 주고 싶은 마음뿐이었다. 특히 아토피 피부염이나 건선으로 인한 가려움증 때문에 밤에 잠을 못 잘 정도로 고통받는 환자들은 상담이 끝나고 돌아가도 내 마음에서 떠나질 않았다. 너무 안타까운 마음에 가려움증을 가라앉혀 줄 방법이라면 뭐든지 찾아보게 되었다.

한번은 엄마가 친구들 모임에 다녀오시더니 모임에서 들은 이야기를 해주셨다. 엄마 친구의 아들이 피부병 때문에 가려워서 잠을 못 잘 정도였는데 까마중 나무 말린 것을 달여서 바르고 깨끗이 나았다는 것이었다. 나는 곧바로 엄마께 그것 좀 구해달라고 부탁했고 엄마 친구분을 통해 까마중 나무 말린 것을 구할 수 있었다. 엄마는 친구분이 알려준 비법대로 달인 물을 병에 담아주셨고 나는 그 물을 잘 밀봉하여 택배로 환자에게 보내주었다. 까마중 나무 물뿐이겠는가. 좋다는 것은 참 많기도 했다. 그러나 그런 방법들은 어떤 사람에게는 잘 듣지만 또 다른 사람에게는 별 효과가 없는 경우가 많다는 것을 경험을 통해 점점 알아가게 되었다.

퇴근해도 퇴근이 아닌 생활, 잠자리에 들어도 낮에 만났던 환자가 여전히 내 머릿속에 남아있고 그 환자의 문제를 고민하며 잠을 설쳐야 하는 생활이 계속되면서 점점 몸과 마음이 지쳐갔다. 어느 날 새벽에 잠이 깨었는데 몸을 일으킬 힘도 마음도 없었다. 새벽기도에 가기 위해 준비하는 남편에게 나는 못 가겠다고 하고 그냥 잠자리에 누워있었다. 남편이 나가고 난 뒤 좀 더 잠을 자보려 했으나 잠이 오질 않았다. 답답한 마음으로 엎드려 신음을 쏟아내듯 말했다.

"하나님, 너무 힘들어요."

나도 모르게 눈물이 나오는데, 곧바로 내 입에서 그다음 말이 터져 나왔다.

"그런데 하나님, 저마저 포기하면 그 환자들은 어디로 가죠?"

그렇게 힘겨운 날을 보내며 개원 1년이 되어갈 무렵, 어느 날부터 심장이 불규칙하게 뛰기 시작했다. 낮에는 잘 모르다가 잠자리에 누우면 뚜렷하게 느껴졌고 점점 심해져 숨 쉬는 것조차 힘들게 느껴졌다. 그렇게 한 달 정도를 버티다가 대학병원 순환기내과를 찾았다. 여러 가지 검사를 한 결과 심장부정맥이라는 진단과 함께 약 처방전이 나왔다. 담당 교수님은 내게 증상이 심하니 1박 2일 정도 입원해서 검사를 더 해보는 게 좋겠다고 하셨다.

처방전을 받아들고 나오면서 나는 일순간 갈등에 빠졌다. 나는 매일 환자들에게 자연치료가 좋다고 하고, 내 몸이 일하게 해야 한다고 하면서 정작 나 자신은 대학병원 치료에 의존한다니… 그건 내 양심이 허락지 않았다.

'환자가 될 것인가? 자연치료에 도전해 볼 것인가?'

그 순간 나는 결단했다.

'내 몸의 문제를 자연치료 방법으로 해결해 보자. 만약 그 방법이 안 된다면 나는 당연히 대학병원 치료를 받아야 하고 지금까지 해왔던 자연치료 역시 여기서 접어야 한다.'

대학병원에서 받아온 처방전을 그냥 가방에 집어넣고 곧바로 돌아와 직원들을 불러서 나의 상황을 이야기했다. 그리고 앞으로 열흘간 우리 병원 방법으로 임상실험을 할 테니 직원들도 함께하자고 제안했다. 물론 필요한 모든 비용은 원장인 내가 대겠다고 했다. 직원들은 흔쾌히 동참하겠다고 했다. 매일 진료를 하면서 정상적인 식사를 하는 대신 정해진 자연치료 제품을 먹으며 온열 치료를 받는 것은 생각보다 쉽지 않았다. 그러나 내 인생에 중요한 결정을 해야 하는 심각한 일이었기에 하루하루 지켜나갔다.

그렇게 사흘이 지나고 잠자리에 들어서 가만히 누워있는데 이전과 달리 가슴이 조용하고 편안했다. 보통은 불규칙하게 뛰는 심장 박동으로 인해 가슴이 답답하고 잠이 쉽게 들지 않았는데 전혀 그런 증상이 없었다. 그냥 우연인가 했는데, 그 다음 날도 또 그 다음 날도 괜찮았다. 놀랍기도 하고 내가 하고자 하는 자연치료에 대한 가능성과 확신이 밀려왔다. 책을 통해서는 절대 얻을 수 없는 강한 확신이었다.

그렇게 무사히 열흘간의 일정을 마치고 나는 본격적으로 치료 프로그램을 만들어 환자들에게 적용하기 시작했다. 확신이 더해지고 구체적인 프로그램이 만들어지자 괄목할만한 결과들이 쌓여갔다. 여러 가지 대사 질환, 심한 피부 질환 등이 한 달 정도면 눈에 띄게 호전되었고 그 과정에서 덤으로 비만까지 해결되었다. 지금 돌아봐도 힘든 시간이었지만 아마 그때 그런 과정이 없었다면 이 길을 오기는 어려웠을 것이다. 감사하게도 그 위기가 나에게 또 다른 기회가 되어 이제는 두려움이 아닌 희망과 자신감으로 환자들을 만날 수 있게 되었다.

11.

이제 나는 자연치료법으로 환자를 치료한다

"엄마 이제 돈 좀 벌면 안 돼요? 의사 아들로 좀 살아보고 싶어요."

어느 날 가족들과 함께 차를 타고 가는데 아들이 농담처럼 나에게 했던 말이다. 아들의 말에 아무 대답도 하지 못했다. 엄마가 남들 부러워하는 의사라 해도 넉넉하게 살아본 적이 없었기 때문이다. 아이들이 어릴 때는 공부한다는 핑계로 늘 그리움 속에 살게 했고, 의사가 되어서도 경제적으로 별로 넉넉하게 해준 기억이 없었다.

게다가 자연의원을 낸 이후로는 좋은 치료 방법을 찾겠다고 여기저기 다니며 이 방법 저 방법을 시도해 보느라 돈을 모을 여력이 없었다. 그러다 보니 아이들이 얼마 안 되는 용돈조차 마음 편히 요구할 수 없었던 모양이다. 그런 마음이 이제 돈 좀 벌면 안 되느냐는 말 한마디에 담겨있음을 알기에 나는 그저 미안한 마음뿐이었다.

지난 10여 년의 시간은 그저 "버텼다"라는 말로 표현할 수 있을 것 같다. 아니 그냥 버텼다가 아니라 "버티고 또 버텼다"라는 말이 더 맞을 것이다. 경제적으로도 버티고, 심적 고통도 버티고, 좀 확실한 치료 방법을 찾는 일도 버티고 또 버티고…. 그렇게 10년이 흘렀다. 그리고 그 버팀도 이제는 끝이 보인다. 질병의 원인과 치료에 대한 메커니즘이 선명해지고 해결 방법과 그 결과에 대해서도 확신을 가질 만큼 노하우가 쌓였기 때문이다.

　10년이란 시간에 대해 누군가는 너무 길었다고 말한다. 하지만 나는 그렇게 생각하지 않는다. 답을 찾지 못했다면 1년도 긴 시간이었겠지만 답을 찾았으니 10년은 결코 긴 시간이 아니었다. 이제 나는 눈물과 인내로 보낸 10여 년간의 시간을 해결되지 않는 건강 문제로 고통받으며 이 방법 저 방법을 찾아 헤매는 수많은 환자들과 나누려 한다. 나의 그 10년이 그들에게 전혀 다른 희망과 가치가 담긴 10년, 20년의 시간으로 부활되기를 소망하며 오늘도 나를 찾아온 그 한 사람을 만난다.

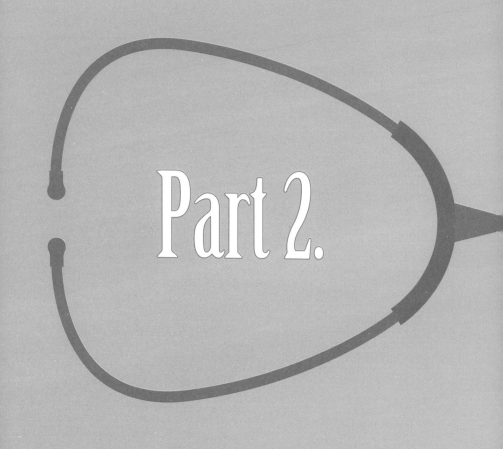

Part 2.

건강과 관련된
오해와 진실°

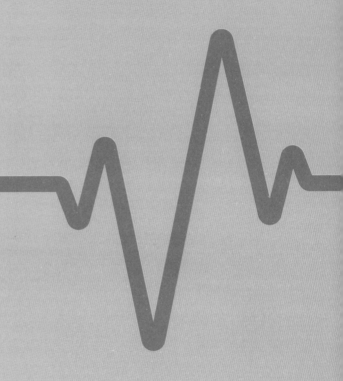

— 내 몸에는 이미 치유의 능력이 있다

"내 몸속 주치의인 자연치유력을 회복시키면,
몸이 스스로 건강해질 수 있다."

– 『굿닥터』 김태균 원장

1.

몸은 하나의
유기적 시스템이다

우리 몸은 약 70조 개의 세포로 이루어져 있다. 세포가 모여 조직을 이루고 조직이 모여 기관을 이룬다. 여러 기관은 기능에 따라 순환기관, 소화기관, 내분비기관, 면역기관, 림프기관, 운동기관, 신경기관, 생식기관, 호흡기관, 골격기관, 비뇨기관, 감각기관 등 다양한 기관으로 나뉜다. 이 많은 기관들을 모두 움직임으로써 인체는 생명을 유지할 수 있다.

우리 몸은 구조적으로 대단히 복잡하게 이루어져 있으나 그것들이 각각 존재하며 각자의 일만 하는 것이 아니라 하나의 유기적 시스템으로 연결되어 마치 오케스트라 단원들이 지휘자의 지휘에 따라 아름다운 하모니를 이루듯 정교하게 움직인다.

우리가 먹은 음식물이 소화·흡수과정을 거쳐 세포에 이르기까지의 과정을 살펴보자.

밥을 먹으면 침과 함께 분해효소인 아밀라아제가 나와 녹말을 엿당이라고 하는 이탄당으로 분해시키고 식도를 거쳐 위로 내려보낸다. 위에서는 펩신이라고 하는 효소에 의해 단백질이 폴리펩티드로 쪼개진다. 췌장에서는 아밀라아제, 트립신과 키모트립신, 리파아제 등 3대 영양소를 분해하는 효소가 나오고 담낭으로부터 쓸개즙이 분비되어 위에서 내려온 음식물과 만나 소장으로 내려간다. 소장으로 음식물이 내려오면 말타아제, 수크라아제, 락타아제, 펩티다아제가 분비되어 탄수화물, 지방, 단백질을 작은 분자로 쪼개주어 소장벽 융털로 영양성분들이 흡수된다. 흡수된 영양분들 중 수용성 영양소는 간문맥이라는 혈관을 통해 심장으로 가고, 지용성 영양소는 림프관을 통해 심장으로 간다. 심장은 풍부한 영양소와 산소를 담은 혈액을 힘차게 펌프질하여 온몸 구석구석의 세포까지 전달하고, 세포는 이 영양소와 산소를 받아 에너지를 만들고 그 에너지를 가지고 각자 자기가 맡은 일들을 수행한다.

만약 이때 어느 한 기관이 제대로 움직여 주지 않거나 필요한 효소들이 나오지 않는다면 소화과정이 잘 진행되지 않을 것이다. 또한 장에서는 부패과정이 일어나 가스를 만들게 되고 독소로 인해 간에 무리가 가게 될 것이다. 결과적으로 몸에는 에너지가 부족하게 되고 피로감을 느끼게 될 것이다. 물론 혈색도 좋지 않을 것이다. 그리고 이런 상태가 장기간 계속된다면 피부에까지 독소가 올라오면서 발진이나 가려움증, 얼굴의 여드름 같은 증상들이 생길 수 있다. 만약 이때 피부과에 가서 연고를 처방받아 피부 문제를 해결하려고 한다면 당장 증상은 경감시킬 수 있겠지만 근본적인 해결 방법이 아니므로 시간이 지나면 다시 같은 증상이 반복될 수밖에 없다.

우리 몸은 유기적으로 연결되어 있는 하나의 시스템이기 때문에 어느 한 면만 봐서는 건강을 회복하고 유지하기가 어렵다. 증상이 몸의 어느 특정 부위에서 나타났더라도 문제의 원인은 단순히 그 부위에서 비롯된 것이 아닌 경우가 대부분이다. 그러므로 그 부분과 연결된 다른 조직, 장기까지 자세히 살펴서 근본원인을 제거해야만 병을 제대로 치료하고 재발을 막을 수 있다. 건강을 지키기 위해서는 하나의 유기체인 몸 전체를 봐야 한다는 사실을 잊어서는 안 된다.

2.

내 몸을 관리하는 주치의는
내 몸 안에 있다

모든 사람의 몸속에는 태어나서 죽을 때까지 생명을 유지하고 보수하고 관리하는 자연치유력이 있다. 부모로부터 물려받은 이 자연치유력은 이 세상 어떤 약보다 강력하며, 어떠한 부작용도 없이 평생 충실하게 내 몸의 건강을 관리해 주는 이 세상 최고의 주치의다. 현대의학의 아버지라고 불리는 히포크라테스는 지금으로부터 약 2,500년 전에 이미 우리 안에 있는 자연적인 힘이야말로 모든 병을 고치는 진정한 치료제라는 사실을 알았다. 여기서 우리 안에 있는 자연적인 힘이 바로 '자연치유력'이다.

우리가 건강하게 살 수 있는 이유가 무엇인가? 여러분은 매일 몸에 필요한 영양분을 계산해서 공급해 주고 병균의 침입에 대비해서 면역을 훈련하고 각 세포의 수명이 다하면 스위치를 꺼서 죽게 하고 그 사체들을 밖으로 치워주고 새로운 세포를 만들어 주고 한 적이 있는가? 그냥 우리는 매일 매일 주어진 삶을 살아갈 뿐인데 몸속 70조 개의 세포들이 알아서 그 일을 해주고 있다. 이 위대한 힘이 바로 내 몸속 주치의인 '자연치유력'이다.

대부분의 사람들은 아프면 무조건 약부터 먹으려고 한다. 심지어는 약을 쉽게 처방해 주고 자신이 말한 증상에 대해 약을 아낌없이 후하게 처방해 주는 의사들을 친절하고 좋은 의사라고 생각하기도 한다. 나는 자연치유력을 이용한 치료를 하기 위해 개인의원을 개원한 후, 감기 환자가 와도 증상이 심하지 않으면 처방전 대신 몸의 자연치유력에 대해 설명해 주고 따뜻한 물을 마시고 면역에 좋은 식품을 먹도록 권했다. 그런 설명을 하다 보면 어느새 30분이 금방 지나가 버린다.

그런데 얘기를 마치고 처방전 없이 그냥 돌려보내면 황당해하는 환자들이 많았다. '약도 안 주는 곳이 무슨 병원인가?' 하는 표정으로 말이다. 나의 설명을 듣고 이해가 된다며 동의하는 환자도 간호사가 진료비가 얼마라고 말하면 처방전도 안 받았는데 진료비를 내야 하느냐고 묻기 일쑤였다. 즉 환자들에게 병원은 처방전을 받아서 약을 타 먹기 위해 들르는 곳인 셈이다.

어떤 환자는 아예 진료를 받으러 들어오면서 "코가 맹맹하고 몸이 으슬으슬한 게 감기가 오는 것 같습니다. 너무 바빠서 지금 아프면 안 되는데, 한 방에 떨어질 수 있도록 주사도 놓아주시고 약도 좀 세게 처방해 주세요"라고 한다. 감기약이나 진통제를 처방받으러 온 환자 중에 "저는 위가 안 좋으니까 위 보호하는 약도 함께 처방해 주세요"라고 요구하는 경우도 있다. 약에 의한 부작용을 또 다른 약으로 해결하겠다는 것이다.

흔히 의사 앞에서 불편한 증상을 한 가지 얘기하면 으레 약을 한두 가지 더 처방해 준다. 우리 병원을 찾아온 한 환자는 서울에 있는 대형병원에 다니며 몇 개월에 한 번씩 약을 처방받는데, 자신의 처방전을 가지고 와서 내게 봐달라고 했다. 처방전이 두 페이지나 될 정도로 여러 가지 약을 복용하고 있었는데, 맨 뒤에 소염진통제가 처방되어 있었다. 나는 그 내용을 보면서 "어디 통증이 있으시나 보죠? 진통제를 처방받으셨네요"라고 말했다. 그러자 그 환자는 매우 놀라며 "그 약이 아직도 있어요? 예전에 허리가 좀 아파서 약을 처방받았었는데, 그 약을 계속 주고 있는지 몰랐네요"라고 했다. 수개월 전에 허리 아픈 증상을 얘기해서 약을 처방받은 적이 있었는데 그 이후로 불필요한 약이 계속 반복 처방되고 있었던 것이다.

현대의학은 증상을 억제하는 데 초점이 맞춰진 대증요법이다. 물론 증상이 너무 큰 괴로움을 준다면 일시적으로 약을 쓸 수도 있다. 그러나 그런 증상이 생기게 된 잘못된 생활습관을 바꾸는 것이 약을 복용하는 것보다 훨씬 더 강력한 치유의 힘을 가지고 있음을 알아야 한다.

좋은 먹거리와 규칙적인 운동, 숙면 등 건강한 생활습관과 함께 감사와 사랑의 마음으로 스트레스를 멀리하는 것은 내 몸의 자연치유력을 회복시켜 몸이 스스로 좋아지게 만드는 가장 지혜로운 방법이다. 가장 위대한 치유력은 내 몸속 주치의인 자연치유력에서 나오기 때문이다.

3.

병은
하루아침에 생기지 않는다

흔히 사람들은 병원에서 어떤 병을 진단받으면 마치 그 병이 그때 갑자기 생긴 것처럼 생각하곤 한다. 나의 가까운 지인은 40대 후반 어느 날 갑자기 허리가 몹시 아파서 꼼짝할 수 없는 상태로 응급차에 실려 병원에 들어갔다. 갖가지 검사를 한 결과 다발성 골수종이라는 암으로 판명되었다.

환자는 평소 감기 한번 걸리지 않던 사람이었기에 갑자기 무슨 암이냐고 했지만 그 병은 절대 갑자기 생긴 것이 아니다. 환자가 병원을 찾을 수밖에 없는 증상을 느끼기까지 적어도 수년 동안 진행되어 온 것이다. 그런 질병이 드러나기 전, 환자는 그의 삶 가운데 해결되지 않는 문제로 인해 심한 스트레스를 받아왔을 것이며 언제부턴가 이전과 다른 크고 작은 불편한 증상들을 느끼고 있었을 것이다. 다만 그런 상황이나 증상들을 의지력으로 버티며 참거나 대수롭지 않게 여기고 무시했을 뿐이다.

세계보건기구에서 전 세계 인구를 대상으로 건강 상태를 조사한 적이 있는데, 그 발표 결과를 보면 건강한 사람은 5% 정도밖에 되지 않는다. 전 세계 인구 중 95%의 사람들이 건강하지 않다는 것이다. 그렇다고 이 사람들이 다 질병이 있는 것은 아니다. 질병이 있는 사람은 약 20%다. 나머지 75%의 사람들은 미병(未病) 상태라고 한다.

여기서 미병 상태란 아직 질병이 있는 것은 아니지만 일상생활에 불편을 느끼는 건강하지 못한 상태를 말한다. 몸이 너무 불편해서 병원을 찾아가 진료를 받고 각종 검사를 받았지만 검사에서 아무 이상이 발견되지 않는 상태다.

환자들이 흔히 호소하는 증상은 몸이 늘 피곤하고, 소화도 잘 안 되고, 잠도 잘 못 자고, 잠을 자고 일어나도 개운치 않고, 늘 기운이 없고, 몸 여기저기에 통증이 있고, 장에 가스가 차고, 피부에 뭐가 나고, 가렵고, 어지럽고, 두통이 있고, 추위를 타고, 감기에 잘 걸리고, 등등 아주 다양하다. 이 병원, 저 병원에 가서 검사를 받아도 이상이 없다고 하고, 보는 의사마다 다른 진단명을 얘기하기도 한다. 어딜 가도 속 시원한 대답을 듣지 못하고 불편한 증상이 해결되지 않으니 환자들의 답답함은 이루 말할 수 없다.

잦은 두통으로 우리 병원을 찾은 환자가 있다. 두통이 심할 때면 어지럼증도 생기고 소화도 안 되면서 속도 메슥거렸다. 배에 가스가 잘 차고 가스가 많이 차면 가슴도 답답해지고 두통이 더욱 심해졌다. 신경과에 가서 MRI 검사를 받았지만 특별한 이상은 없었고 긴장성 두통이라며 진통제를 처방해 주었다. 소화기내과에 가서 위내시경 검사를 받았지만 역시 이상이 없었고 과민성 대장 증상이라고 스트레스를 받지 말라고 했다. 신경과에서 처방해 준 진통제를 먹으면 약간의 호전은 있었지만 큰 효과는 없었다.

이 환자의 이야기는 대부분의 미병 상태 환자들이 흔히 겪는 과정이다. 현대의학적인 검사들은 수치상의 이상이 있거나 해부학적, 병리학적인 이상이 발견되어야만 질병으로 인정되기 때문에 아직 그런 이상이 발견되지 않는 미병 상태 환자들에 대해서는 "정상이다, 이상이 없다"라고 판정을 한다. 미병 상태의 환자들이 겪는 불편한 증상은 기능상의 문제인 경우가 대부분이기 때문에 그런 검사에서 이상이 발견되지 않는 것이다.

검사에서 이상이 발견되지 않는데도 자꾸 "아프다"고 호소하는 환자들에게 흔히 붙여지는 병명은 신경성 두통, 신경성 위장염 등 '신경성' 질환이고 스트레스를 받지 말라는 얘기를 자주 듣는다. 이 병원, 저 병원을 전전하며 이 약, 저 약을 먹어보지만 고통스런 증상은 해결되지 않은 채 환자의 답답함은 이루 말할 수 없고 시간이 지나면서 우울증까지 오기도 한다.

질병은 하루아침에 생기지 않는다. 어제까지만 해도 아무렇지 않았는데 갑자기 발병하는 질환은 없다. 적어도 수개월, 수년에 걸쳐 진행된 기능의 이상 상태, 즉 미병 상태를 거쳐 오늘의 질병에 이른 것이다. 다만 이를 자신이 의식하지 못했거나 의식했을지라도 그것이 문제라는 인식이 없어 무시했을 뿐이다.

물론 세균 감염 등 급성으로 진행되는 질병도 있지만, 그런 경우는 극히 일부이며 이 또한 자신의 면역 기능이 떨어지도록 오랫동안 방치한 결과다. 결국 거의 모든 질병은 오랜 시간에 걸쳐 서서히 진행되며 뚜렷한 증상은 나타나지 않지만, 세포의 기능이 점점 떨어지면서 면역 기능, 해독 기능이 약화되고 체력 저하, 피로감 등 만성 증상으로 이어진다.

질병으로 가기까지 미병 상태를 거치면서 우리 몸은 적어도 2, 3천 번 정도의 기능 이상 신호를 보낸다고 한다. 미병 상태에서 우리 몸이 보내는 신호에 민감하게 반응하여 기능을 회복할 수 있도록 노력한다면 우리 몸은 스스로 균형을 바로잡아 건강을 회복하게 될 것이다.

건강의 소중함을 아는 사람이라면 미병 상태일 때 몸을 다시 회복시키는 것이 얼마나 지혜로운 것인지 알 것이다. 미병 상태일 때는 완전히 질병 단계로 넘어갔을 때보다 정상적인 상태로 되돌리기가 훨씬 쉽기 때문이다. 미병 상태는 건강을 회복할 수 있도록 우리에게 주어지는 귀중한 기회이다.

4.
병에는
반드시 근본 원인이 있다

앞에서도 말했듯이 우리 몸은 각 세포와 조직, 장기들이 유기적으로 연결되어 있으면서 서로 조화롭게 각자의 역할들을 해나감으로써 생명을 이어가고 건강한 상태를 유지한다. 그렇다고 해서 우리 몸을 수많은 다양한 부품들의 조합으로 이루어진 기계처럼 생각해서는 안 된다.

유기적인 관계성으로 연결되어 있다는 것은 에너지와 정보를 주고받으며 서로의 도움이 있어야 건강이 유지되고 그 위에 생각과 마음, 정신 같은 보이지 않는 영역의 영향을 받는다는 것이다. 뒤에서 다시 자세히 다루겠지만, 실제 우리의 육체를 움직이는 것은 바로 보이지 않는 마음이다.

우리 몸은 마음과 육체가 아주 정교하게 영향을 주고받으며 건강을 유지한다. 내가 의식적으로 뭔가 열심히 계산하고 노력해서 건강이 유지되는 것이 아니라 몸이 알아서 자신의 프로세스를 지속해

온 결과가 건강인 것이다. 나의 의식이 잠자고 있는 그 시간에도 몸의 세포들은 끊임없이 자신의 일을 해나가고 있기에 건강할 수 있는 것이다.

그런데 어느 날부터 몸에 불편한 증상이 생기기 시작한다. 피로감이 점점 심해지고, 손발이 차지고, 추위를 타고, 몸이 붓고, 장에 가스가 잘 차고, 배변이 시원치 않고, 피부가 가려워지고, 두드러기가 올라오고, 어깨가 아프고, 머리도 아프고…. 증상을 열거하다 보면 마치 자신의 몸이 종합병원 같아서 부끄러워질 정도다.

20대의 여성이 베체트병과 루프스병을 앓고 있다며 내원했다. 구내염과 질염이 심한 상태고 이런 증상이 시작된 지는 3년이나 됐다고 했다. 몇 개월 전에 자가 면역 질환 치료로 유명한 서울 H 병원에서 진단받았다고 했는데, 그 진단명을 듣는 순간 '이제 스무 살을 갓 넘겼는데, 한참 꿈을 펼치기 위해 준비해야 할 나이에 저런 진단을 받았으니 어떡하나'하는 생각에 마음이 너무 안타까웠다. 자가 면역 질환은 원인도 모르고 완치할 방법도 없는 막막한 병이다. 나는 환자의 눈을 똑바로 보면서 거의 반사적으로 말을 했다.

"그 병을 받아들이지 마세요. 그런 증상이 있기 전에 분명 심한 스트레스가 있었을 거예요. 그 스트레스로 인해 몸의 환경이 너무 나빠져서 그런 증상이 온 것 뿐이에요. 그 이전에는 그런 증상도 없었고 아프지도 않았잖아요. 몸은 괜히 아프거나 재수 없어서 아프지 않아요. 분명 이유가 있어요. 현대의학이 그 원인을 모른다고 해서 원인이 없는 게 아니에요. 몸의 환경이 다시 좋아지면 몸은 분명히 회복돼요."

나는 확신에 찬 눈빛으로 환자의 마음을 일으키기 위해 힘주어 말했다. 그리고 몸의 환경이 어떻게 나빠지는지, 어떻게 좋아지는지 설명한 후 수액 치료를 받도록 했다. 그런데 놀랍게도 수액 치료 2회 만에 그렇게 심했던 구내염과 질염이 다 좋아졌다. 물론 약 복용을 병행하고 있고 수액 치료도 아직 더 해야 하지만, 중요한 것은 그 환자의 마음이 완전히 달라졌다는 것이다. 자신의 몸이 좋아지리라는 확신이 생겼음을 그녀의 눈빛을 통해 알 수 있었다.

모든 병에는 반드시 원인이 있다. 교과서에 원인을 잘 모른다고 나와 있다고 해서 원인이 없는 게 아니다. 아직 현대의학이 모를 뿐이다. 그 환자에게 말했듯이 병은 어느 날 우연히, 아니면 재수 없어서 걸리는 것이 아니다. 현대의학에서 원인을 잘 모른다고 하는 병의 원인 대부분을 나는 스트레스로 보고 있다. 특히 자가 면역 질환들은 분명 스트레스와 아주 밀접한 관련이 있다.

심한 스트레스 상황에 계속 노출될 경우 우리 몸에는 백혈구 중 과립구가 폭발적으로 많아지게 되고 이 과립구들이 갖가지 염증을 일으키게 된다. 자가 면역 질환에서 공통으로 사용하는 스테로이드제는 강력한 항염증 작용을 하기에 당장은 증상을 경감시키지만,

근본 원인이 해결된 것이 아니므로 장기화되면 질병 증상에 스테로이드 부작용까지 더해지게 된다. 그야말로 진퇴양난이 되는 것이다.

건강한 몸이 질병으로 가기까지는 장기간에 걸친 기능상의 이상 과정을 거친다. 현대의학은 위에서 말한 검사 수치, 해부학적, 병리학적 이상만을 질병이라고 정의하기에 기능적인 이상으로 불편감을 호소하는 환자들에게는 별로 해줄 것이 없다. 기능적 이상 상태, 즉 미병 상태는 몸을 돌아보라고 보내주는 신호이다. 이 신호를 무시한 채 삶의 습관들을 그대로 유지하게 되면 결국 질병으로 가는 것이다.

몸이 이런 신호를 보내며 버텨줄 때, 아직 활동할만한 에너지가 남아있을 때 스트레스 요인을 줄이고, 우리의 삶을 건강한 습관으로 변화시킨다면 미처 알지 못했던 원인들이 제거되고 몸이 더 건강하게 회복되는 기회가 될 것이다.

5.

현대의학인가?
자연의학인가?

나는 현대의학을 공부한 가정의학과 의사다. 약 15년간 내가 배운 현대의학에 근거한 치료를 해오다가 한계를 느끼고 자연의학을 선택하게 되었다. 그렇다고 해서 현대의학을 부정하거나 현대의학이 필요 없다고 주장하는 것은 아니다. 현대의학은 급한 생명을 살리는 놀라운 힘이 있다. 현대의학의 힘이 아니면 지금 이 시간에도 수많은 생명이 힘없이 사라져 갈 것이다.

현대의학은 응급 상황과 급성 질환 해결에 놀랍게 기여했다. 심근경색으로 몇 분 내에 사망할 환자를 드라마틱하게 살려낸다. 알레르기 증상으로 당장 숨이 넘어가는 환자를 현대의학이 아니면 어떻게 살려낼 수 있겠는가. 현대의학이 인류에 공헌한 최고의 장점 중 하나는 전염병 퇴치다. 걸렸다 하면 죽는 무서운 전염병으로부터 인류를 구한 것은 바로 현대의학의 힘이었다. 결핵, 나병, 장티푸스, 콜레라, 페스트 등이 그렇다. 셀 수 없도록 많은 생명이 항생제나 백신 덕분에 살아났고 현재까지 살아가고 있다.

또 하나 빼놓을 수 없는 현대의학의 장점은 수술법 개발일 것이다. 마취약의 발명과 함께 개발된 수술법은 모든 응급 처치와 중환자 처치를 가능하게 하였다. 지금 이 시간에도 수많은 환자가 응급실과 중환자실 침대에 누워있다. 이중 상당수는 현대의학의 최첨단 장비와 의술이 아니면 생명을 유지하기 어려운 사람들이다. 현재 죽어가고 있는 사람들에게 현대의학이야말로 생명을 건질 수 있는 최고의 의술이다.

그러나 우리가 살아가는 동안 응급 상황이나 급성 질환은 특별히 발생하는 상황들이다. 대부분의 사람들은 나이를 먹어가면서 생활 습관, 먹거리, 스트레스 등과 연관된 만성적인 불건강(미병) 상태이거나 당뇨병, 고혈압, 고지혈증, 갖가지 자가 면역 질환, 피부 질환 등의 만성 질환을 안고 살아간다.

현대의학은 이런 질병에 대한 근본 원인을 찾아 해결하기보다는 약물을 통하여 수치를 낮추거나 불편한 증상을 못 느끼게 하고 항생제를 통해 병균 자체를 죽여 없애고 수술을 통하여 병소를 제거해 버리는 것에 초점을 맞췄기에 인체의 자연치유력을 이용하거나 인체를 하나의 유기적 시스템으로 보고 치료하는 접근이 부족하다.

대부분의 사람들은 어떤 특정한 질병이 생기기 전 단계, 즉 기능적인 이상으로 인한 여러 가지 불편 증상이 있을 때 병원을 찾는다. 그러나 검사에서 수치에 이상이 있거나 엑스레이 사진에서 이상 병변이 발견되지 않으면 정상이라고 판단하기에 실제 환자가 호소하는 증상에 대해 심각하게 생각하지 않고 특별한 해결책도 줄 수가 없는 것이 현대의학의 현실이다. 그리고 그렇게 검사를 하는 과정에서 발견되는 이상 소견들에 대해 진단명을 붙이기 때문에 환자의 증상이나 증상 해결과는 관계없는 다른 질병으로 진단하기도 한다.

나는 실제 진료 현장에서 경험하는 이러한 현대의학의 한계들로 인해 우리 몸의 건강 메커니즘, 즉 자연치유력에 대해 관심을 갖게 되었고 그것은 자연스럽게 자연의학에 대한 관심으로 연결되었다. 현대의학의 아버지라고 불리는 히포크라테스가 활동하던 시대는 지금으로부터 약 2,500년 전이었고 그가 행했던 치료법이야말로 자연의학이었다.

해부학과 병리학을 중심으로 발전한 현대의학은 병을 앓고 있는 '사람 중심의 의학'이 아니라 '질병 중심의 의학'이 되었다. 현대의학은 병을 갖고 있는 '사람'에 대한 관심보다는 그 사람이 갖고 있는 '병'에만 매달린다.

노인요양병원에서 이런 경우를 종종 겪는다. 한번은 80대 할머니가 입원하셨는데, 항문에 암이 생겨서 대학병원에 다니며 치료를 받고 계셨다. 할머니는 와상 상태(온종일 누워있는 상태)였는데, 암 덩어리가 커서 방사선 치료로 크기를 줄인 후 수술을 하기로 하셨단다. 그래서 매일 대학병원 외래를 다니며 방사선 치료를 해야 했다.

할머니는 너무 많이 쇠약한 상태였고 치료를 받고 있는 항문 부위에서는 매일 피 섞인 분비물이 심하게 흐르고 있었다. 그런 상태에서 매일 방사선을 쬐는 치료를 받으니 할머니의 몸 상태는 점점 나빠지고 있었다. 그런데 며칠 후 환자의 보호자가 경과를 알려주었다. 암 덩어리 크기가 많이 줄어서 곧 입원하여 수술을 받을 수 있다고 담당 교수님이 얘기하셨단다.

그런데 할머니의 전신 상태는 급격히 나빠져 3일 후 사망하셨다. 병은 잘 치료되고 있는데 환자는 죽고 만 것이다. 환자의 상태나 삶의 질보다는 현대의학의 대상인 질병 치료에 매달린 결과를 그대로 보여주는 예라 할 수 있는데 이런 경우가 적지 않다. 특히 암으로 사망하는 환자들의 대부분이 이런 과정을 거쳐 가족들과 영영 이별하게 된다.

자연의학은 현대의학에 비해 응급 상황이나 수술이 필요한 상황에서는 효과가 약하지만, 질병을 예방하거나 미병 상태에서 건강한 상태로 회복하게 하는 면에서는 훨씬 더 탁월하다. 사실 자연의학 분야는 수천 년의 긴 임상 경험과 다양한 해결책들을 가지고 있다. 장수하는 사람들을 보면, 대개 반복되는 수술이나 장기간 약물을 복용하는 사람들이 아니라, 나름의 자연 요법이나 섭생법을 생활화한 사람들이다.

이런 의미에서 현대의학이냐, 자연의학이냐를 따지며 배타적인 자세를 취할 것이 아니라 현대의학과 자연의학을 함께 택하여 적절히 사용하는 것이 건강한 삶을 위한 지혜이다.

6.

의사는 몸이 스스로
치료할 수 있도록 돕는 자이다

대부분의 사람들은 건강에 문제가 없을 때는 마음대로 살다가 몸에 이상이 오면 병원을 찾아가 의사에게 모든 것을 맡긴다. 마치 의사가 그 병을 책임지고 다 해결해 주는 존재인 것처럼.

그러나 의사는 환자의 몸이 스스로 치료할 수 있도록 도와주는 사람이다. 부러진 뼈를 정확히 맞추어 깁스를 해주면 부러진 부위에서 뼈를 형성하는 세포들이 만들어져 뼈가 붙게 된다. 뼈가 붙게 하는 것은 그 몸이 스스로 한 것이다. 의사는 부러진 뼈들이 원래의 자리에 위치할 수 있도록 도와주는 것일 뿐이다. 사람들은 약이나 수술로 병이 낫는다고 생각하지만, 실제 병을 낫게 하고 건강을 회복시키는 것은 우리 몸이 가지고 있는 자연치유력이다.

내가 요양병원에서 근무하고 있을 때 입원한 70대의 남자 환자가 있었다. 그분은 한쪽 정강이 부위가 옆으로 튀어나온 상태로 다리 길이가 짧아서 걸을 때 절뚝거렸다. 하루는 회진하면서 어쩌다가 다리가 불편해지셨는지 그분께 여쭸는데 청년 시절에 일하다가 높은 곳에서 떨어지면서 다리뼈가 부러졌고, 병원에 갈 형편이 못 되어 뼈가 어긋난 채로 지내셨단다. 그리고 시간이 지나면서 어그러진 부위가 그대로 붙어서 영영 다리를 절게 되었다고 하셨다.

뼈가 부러져 심하게 어긋나 있는데도 불구하고 멀리 있는 다른 쪽 부위까지 뼈를 형성하는 세포가 나와서 (그 어르신의 표현대로 하면, '진이 나와서') 어그러진 모양 그대로의 정강이뼈가 된 것이다. 의사의 도움이 없어서 모양이 어그러진 채로 굳기는 했지만, 어찌 되었든 몸은 자신의 프로그램대로 일을 한 것이다.

우리 몸은 스스로 회복할 수 있는 능력이 있는데, 그 능력이 더 이상 작용할 수 없을 정도로 몸을 방치하거나 혹사하다가 그 결과로 몸에 이상이 오면 의사를 찾아가서 해결해 달라고 하니 해결되기가 힘든 것이다. 물론 의사의 도움이 필요할 수 있다. 그러나 병을 만든 것도 나 자신이요, 그 병을 해결할 수 있는 열쇠도 내가 가지고 있음을 알아야 한다. 병을 고치는 주체가 나 자신이라는 사실을 인지하지 못하면 이 병원, 저 병원, 이 의사, 저 의사를 찾아다니며 온갖 검사를 하고 이 약, 저 약을 먹으면서 몸을 점점 더 힘들게 할 수 있다.

계속 강조하지만 세상에서 가장 탁월한 의사는 내 몸 안에 있는 자연치유력이다. 그러므로 미병 상태에서 몸이 보내는 신호에 대해 자신이 주체가 되어 자연치유력이 회복될 수 있도록 적극적으로 반응해야 한다. 내 몸에 생긴 증상이나 병은 내가 주체가 되어 내 몸이 고쳐야 가장 완벽하게 고칠 수 있다. 한 자연의학 전문가는 "병은 잘못된 생활을 바로 잡으라는 내 몸의 경고"라고 말했다. 몸이 주는 경고에 지혜롭게 반응한다면 병은 재앙이라기보다 더 건강하고 풍요로운 삶을 위한 선물과도 같은 것이다.

7.

장이 건강해야
몸도 건강하다

병원을 찾는 환자의 거의 80%는 만성 질환을 앓고 있다. 그런 질병들은 적어도 수개월에서 수년간 진행되어 온 것들이다. 우리가 겪고 있는 질병의 고통에서 벗어나기 위해 가장 잘 돌봐야 할 장기는 바로 장(腸)이다.

현대의 수많은 사람들, 특히 여성들이 흔히 갖고 있는 문제가 변비인데, 이것을 심각하게 생각하는 사람이 많지 않다. 그러나 나는 변비야말로 소리 없이 각종 병을 불러오는 심각한 질병이라고 말하고 싶다. 나 자신이 중학교 시절부터 늘 장에 가스가 차고 배변이 시원치 않았기에 장이 깨끗하고 편한 것이 얼마나 중요한지 뼈저리게 느껴왔다. 자연의학적인 치료를 하면서 그 중요성을 더욱더 절감하게 되었다. 장이 건강해지면서 오랫동안 괴롭혀 오던 증상들이 해결되는 것을 수도 없이 많이 봐왔다. 심지어는 호흡 곤란까지도 장 문제로 인해 생길 수 있다.

우리 병원에 택배를 담당해 주시는 젊은 기사님이 있는데 어느 날 갑자기 가슴이 답답하고 호흡이 잘 안 된다며 진료를 봐달라고 했다. 나는 호흡 곤란이면 대부분 응급 상황으로 이어질 수 있기에 큰 병원 응급실로 가서 검사받도록 권했더니 환자는 며칠 전에도 똑같은 증상이 있어서 응급실에 가서 혈액 검사, 엑스레이 검사를 하고 외래에 가서 폐 기능 검사까지 했는데 아무 이상이 없었단다.

나는 그 기사분에게 혹시 장 기능이 어떠냐고 물었다. 그랬더니 택배를 하다 보면 너무 바빠서 화장실을 제때에 못 가고 그러다 보니 가스가 잘 찬다고 했다. 응급실에서 검사했을 때도 다른 이상은 없는데 변이 많이 차 있고 가스가 많다는 얘기를 들었다고 했다. 장 내에 가스가 많아서 폐에까지 영향을 주었고 그 결과 호흡 곤란이 온 것이었다. 나는 그 환자에게 곧바로 관장을 하도록 했다. 얼마 후 화장실에서 나오는 그의 얼굴이 병원에 들어올 때와는 달리 환해져 있었다. 숨이 편안해졌다며 활짝 웃었다.

우리 몸이 살아가기 위해서는 반드시 영양소를 섭취해야 한다. 그 영양소의 공급원인 음식물은 입으로부터 항문까지 긴 소화관을 통과하면서 침, 위액, 이자액, 장액 등에 들어있는 소화 효소의 작용에 의해 탄수화물(녹말)은 단당류(포도당)로, 단백질은 아미노산으로, 지방은 세 분자의 지방산과 한 분자의 글리세롤로 분해된다.

우리가 먹는 음식물 속에 들어있는 고분자 영양소가 세포막을 통과하여 체내로 흡수될 수 있는 저분자 영양소로 분해되는 이 과정을 소화라고 한다. 이런 소화 과정을 거치면서 소장에 도달한 음식물은 소장 벽의 장융모에 의해 영양분의 약 90%가 혈류 속으로 흡수된다. 여기서 흡수되고 남은 찌꺼기들은 대장으로 이동되면서 수분이 흡수되어 반고체 상태의 대변으로 항문을 통해 배출된다.

그러나 장은 단순히 음식물을 소화·흡수하고 노폐물만 배출시키는 기관이 아니다. 장은 우리 몸의 건강을 지키기 위한 여러 가지 중요한 기능들을 하고 있다.

장은 대표적인 면역 기관으로 몸 전체 면역 세포의 70% 이상이 장에 분포되어 있다. 장은 입으로부터 시작해서 외부 환경에 노출되어 있는 기관이므로 인체를 침범하는 외부 유해물질이 가장 많은 곳이기 때문이다. 이렇게 많은 면역 세포가 장에 분포되어 있기에 장을 인체 최대의 면역 기관이라고도 부른다.

우리 몸의 건강은 면역력에 달려있으므로 장 건강이 곧 몸 전체의 건강과 직결된다는 것을 의미한다. 그런데 현대인들의 잘못된 식습관, 과도한 스트레스, 과식, 급격한 다이어트, 과도한 음주, 약물 복용 등으로 장내 미생물의 불균형이 초래되고, 장내 환경이 나빠지면서 결국 면역력 저하로 이어진다.

소화가 잘 안 되고, 배변이 원활치 않으면 흔히 나타나는 증상이 가스가 차는 것이다. '가스가 차면 방귀를 뀌면 되는 거 아닌가'라고 가볍게 생각할지도 모른다. 그러나 방귀는 장에 차 있는 가스의 일부가 나오는 것일 뿐이다.

장 환경에 좋지 않은 음식이 들어오거나 장운동이 떨어져 배변이 원활치 않으면 장내에 좋은 미생물이 급격히 감소하고 해로운 미생물들이 많아지면서 장내에 유독 가스와 부패 노폐물이 쌓이게 된다. 방귀 냄새 또한 악취가 난다.

장내에 쌓이는 부패 노폐물 속에서 발견되는 물질들을 살펴보면 인돌, 페놀, 스카톨, 황화수소, 아미노에틸, 메리캅탄 등 독성 물질들이다. 이런 물질들은 장벽을 통해 순환계나 신경계를 따라 온몸으로 나가게 된다. 그리고 이런 독성 물질로 인해 실제 수많은 증상들이 발생하게 된다.

피로, 신경과민, 두통, 요통, 치매, 우울증, 졸음, 각종 피부 질환, 복통, 심장 부정맥, 입냄새, 고혈압, 저혈압, 안색 변화, 관절염, 알레르기 증상, 천식 등 수많은 증상들이 장내 독성 물질과 관련되어 있다. 결국 장이 건강하지 않고 더러워지게 되면 갖가지 질병을 생산하는 공장과 같아지는 것이다.

장의 중요성은 아무리 강조해도 지나치지 않을 것 같다. 장의 문제가 단순히 장에만 영향을 미치는 것이 아니라 우리 몸 전체의 건강을 지배하기 때문이다. 수많은 질환들에 대한 증상 치료와 함께 장 건강을 함께 회복시켜 준다면 원인도 잘 모른 채 고통받아 오던 증상들로부터 어느새 해방되는 경험을 하게 될 것이다.

8.

장이 건강해야
마음과 인지 기능도 건강하다

장은 육체적인 건강뿐 아니라 정신적인 건강에도 영향을 미친다. 힘들거나 스트레스를 받을 때 달콤한 음식을 먹으면 기분이 좋아지는 것을 느낀다. 반대로 심한 스트레스를 받으면 급체를 하기 쉽다. 신경이 예민한 사람들은 흔히 소화 기능이 많이 떨어져 있다. 뇌와 장이 연결되어 있음을 짐작할 수 있는 현상들이다. 실제 수년 전부터 장과 뇌가 연결되어 있음을 보여주는 연구들이 잇따르고 있다.

이러한 장과 뇌의 연결 관계를 '장-뇌 연결축(Gut-Brain Axis)'이라고 명명했다. 여러 연구를 통해 장에 존재하는 미생물이 뇌와 장을 연결하는 신호전달 역할을 해 두 기관이 상호작용을 한다는 것이 계속 밝혀지고 있다.

우리가 너무 잘 알고 있는 행복 호르몬으로 불리는 신경 전달 물질인 세로토닌의 95%가 장에서 만들어진다. 세로토닌 부족에 의해 생기는 병이 우울증임은 잘 알려져 있다. 장 건강이 좋지 않으면 정신 건강 역시 나빠진다는 얘기다. 장내 유익균이 많으면 세로토닌의 분비가 증가해 심리적인 안정을 느끼지만 유해균이 많아지면 우울감, 불안감을 쉽게 느낄 뿐 아니라 내장 기능과 신진대사에도 부정적인 영향을 미친다. 결국 장 건강을 지키는 것은 몸과 마음에 모두 긍정적 영향으로 작용한다는 것이다.

장 건강은 인지 기능과도 밀접한 관계가 있다. 장내 유익균이 많을수록 장 건강이 개선되어 면역력이 높아지고, 인지 기능 저하도 막을 수 있다. 실제 일본 국립장수의료연구센터가 건망증으로 진료받은 노인의 대변 속 세균 DNA를 분석한 결과, 치매 환자의 장 속에는 독성 물질을 분해하는 이로운 세균인 박테로이데스가 정상인보다 훨씬 적었다.

장내 미생물이 치매에 영향을 준다는 사실은 국내 연구진에 의해서도 밝혀졌다. 알츠하이머병에 걸린 쥐의 장내 미생물이 건강한 쥐와 달랐으며, 알츠하이머 쥐의 경우 촘촘했던 장의 장벽이 느슨해지면서 독소가 혈액으로 흘러들어 가는 것을 관찰하였다. 그 독소에 의해 전신에 염증 반응이 일어나면서 뇌에도 영향을 주게 되어 치매 증상이 생기는 것이다.

반대로 이 쥐에 건강한 쥐의 장내 세균을 이식했더니 치매를 일으키는 단백질이 절반 가까이 줄어드는 것으로 나타났다. 이 연구에 참여한 교수의 말에 따르면 정상 쥐의 장내 미생물 환경이 구축

되면서 장 전체에 독성 단백질의 축적이 줄어들었으며 인지 기능이 증진되는 것을 관찰할 수 있었다. 이런 연구결과들을 통해 장내 미생물을 이용하면 뇌에 약물을 투여하는 것보다 쉽게 치매를 치료할 수 있을 것으로 기대하고 있다.

평소 나쁜 균이 많아지지 않도록 건강한 장내 환경을 유지하면 치매를 예방하는 데도 도움이 되리라는 것은 쉽게 예상할 수 있다. 나는 이런 논문 내용을 접하기 전에 우리 병원을 방문한 환자를 통해 장 건강과 인지 기능이 밀접한 관계가 있음을 경험했었다.

내가 자연치료를 시작한 지 1년이 좀 넘었을 때 30대 딸이 자신의 어머니를 모시고 진료를 받으러 왔다. 그 어머니는 70대 초반이었는데, 약 1년 전부터 치매가 시작되어 기저귀까지 차는 상황이 되었다. 평소 명랑하던 분이었는데 말도 안 하고 집안에 멍하니 앉아있는 시간이 대부분이라고 했다. 식사를 거의 못하고 배변도 스스로 해결하지 못하는 상태였다. 대학병원에서 검사한 결과 중증 치매로 진단되었고 치매 진행 속도를 늦추는 약을 처방받아 복용하고 있었다.

나는 환자에게 식사 대용으로 유산균을 먹게 하면서 온열 치료를 받게 했다. 그렇게 치료를 시작한 지 2주가 된 어느 날 환자가 혼자 화장실에 가서 기저귀를 갈더니 3주가 되어 기저귀를 끊게 되었다. 그 후 계속 증상이 호전되어 자녀가 좋아하는 요리를 만들어 주며 살림도 가능하게 되었다. 물론 성격도 명랑한 예전 모습을 되찾았다. 장 기능이 좋아지면서 호르몬 전구체들을 잘 만들게 되고 인지 기능도 좋아지게 된 것으로 판단된다. 단지 장 기능이 좋아졌을 뿐인데 그의 몸과 마음, 인지 기능까지 회복된 것이다.

마음이 우울해지고 인지 기능이 떨어진다면 마음이나 뇌 문제로만 생각하지 말고 장의 기능을 돌아보자. '제2의 뇌'라고 불리는 장에서 그 해답을 얻을 수도 있으니 말이다.

9.

소금에 대한
오해를 풀자

"건강하려면 운동을 해야 한다. 건강하려면 스트레스를 받지 말아야 한다."

이런 말들은 누구나 동의하는 건강 상식이다. 나 역시 이 말에 100% 동의한다. 건강과 관련해서 상식처럼 되어있는 또 한 가지 말이 있다.

"건강하려면 저염식을 해야 한다. 소금은 해롭다."

그런데 이 말은 오해에서 비롯된 잘못된 상식이다. 다음 장에서 자세히 설명하겠지만 우리 몸은 물로 채워져 있고 이 물을 체액이라고 부른다. 체액은 세포 내의 물과 세포 외의 물로 나뉘는데, 이두 물 사이에서 무엇보다도 까다로운 수분 용량의 균형을 얼마나세심하게 유지하느냐에 따라 건강이 좌우된다.

이러한 수분량의 균형을 이루기 위해서는 물, 칼륨과 비타민이 풍부한 야채와 과일 그리고 소금을 섭취해야 한다. 소금은 정제되지 않은 천연소금을 섭취하는 것이 좋은데, 천연소금에는 몸에 필요한 미네랄들이 함유되어 있기 때문이다. 살아 있는 모든 생명체들의 생존에 없어서는 안 되는, 생명을 위해 절대적으로 필요한 소금을 건강의 적으로 간주하게 한 것은 현대의학의 큰 오류 중 하나다.

소금은 크게 정제염과 암염, 천일염으로 나뉘는데, 그중 갯벌에 바닷물을 가두어 햇빛, 바람 등으로 수분을 자연 증발시킨 천일염이 좋다. 천일염은 염도가 80% 정도로, 정제염에 비해 훨씬 덜 짜다. 그리고 바닷물에는 80종이 넘는 천연원소가 들어있기 때문에 천일염은 나트륨 이외의 필수 미네랄을 공급하는 가장 좋은 보약이다.

된장, 김치 등 우리나라 전통 발효식품을 만들 때 반드시 천일염을 사용해야 한다. 염화나트륨만 들어있는 정제염으로 된장을 담그면 미생물 발효가 잘 안 되고, 김치 배추 조직은 물러진다. 천일염 속에 들어있는 염화나트륨 이외의 미네랄 성분들이 발효를 돕는 것이다. 천일염에는 미네랄이 4~6% 들어있다.

소금은 생존과 연결되는 중요한 식품이다. 소금 속에 들어있는 나트륨은 세포 대사 작용, 신경 자극의 전달, 근육 수축, 체액 균형

등 신진대사와 유지에 가장 기본적인 요인 중 하나다.

소금이 없으면 신체는 대사와 체액 균형, 산·염기 균형을 유지할 수가 없다. 나트륨이 부족하게 되면 두통, 구역질, 의식 장애, 간질 발작 등이 일어날 수 있고 심하면 사망에 이르게 된다. 소금에 들어 있는 염소는 위액 속의 염산 원료가 된다. 염산이 없으면 위액의 산도가 저하되기 때문에 식욕과 소화력이 떨어지고 철분 흡수가 안되어 빈혈이 생길 수 있다.

요양병원에 입원해 있는 어르신들이 매일 겪는 어려움 중 한 가지는 음식이 너무 싱겁다는 것이다. 전 국민적으로 저염식 운동을 하는 가운데 어린이집, 요양원, 요양병원 등의 공공시설에서는 거의 의무적으로 음식의 간을 약하게 해야 한다. 특별히 어르신들은 평생 간을 간간하게 맞춰 먹다가 시설에 들어와 너무 싱겁게 먹으니 속이 늘 불편하고 소화가 안 된다고 호소하신다.

회진 중에 한 할머님이 내 손을 잡고 "아유, 원장님, 나 새우젓 몇 알갱이만 먹으면 속이 뻥 뚫릴 것 같아"라고 거의 애원하듯 말씀하신다. 나는 영양과에 얘기해서 소금을 따로 방에 비치하게 하거나 새우젓을 사다 드리게 하곤 했다. 음식이 간간해야 식욕도 좋아지고 소화도 잘되기 때문이다.

우리나라는 꾸준히 저염식 운동을 한 결과 최근 들어 소금 섭취량이 감소했다. 그런데 예상과 달리 고혈압 환자는 오히려 5.4% 늘어났다. 이러한 결과는 일본에서도 유사하게 나타났다.

여러 연구들을 통해 소금에 대한 진실이 계속 밝혀지고 있는 가운데 최근 우리나라 연구팀(이지원 세브란스병원 가정의학과 교수, 권유진 용인세브란스병원 가정의학과 교수, 이혜선 강남세브란스병원 의학통계학과 교수 연구팀)이 약 10년간 성인 14만 3,050명을 대상으로 나트륨·칼륨 섭취와 사망률·심혈관계 사망률 간 관련성을 조사한 결과 역시 "나트륨 섭취가 많으면 혈압을 높이고 심혈관 질환에 영향을 미친다"라고 하는 그동안의 주장을 뒤엎고 "한국인의 평균 나트륨 섭취량이 권고량을 초과하지만, 이런 식습관이 실제 사망에는 영향을 미치지 않았다"고 발표했다. 연구팀은 이 놀라운 10년 추적의 반전을 국제학술지 '프런티어스 인 뉴트리션(Frontiers in Nutrition)'을 통해 전 세계에 알렸다.

이런 결과들을 토대로 볼 때, 우리는 지금까지의 소금에 대한 상식을 적어도 이렇게 바꿔야 한다.

"극단적인 저염식이 몸에 해로울 수 있으니 적정량의 소금을 섭취해야 한다."

생명 유지에 없어서는 안 될 소금, 좋은 소금을 적당히 섭취하는 것은 무병장수에 빼놓을 수 없는 필수 요소이다.

10.

잠과 운동을
대신할 약은 없다

우리 인생의 삼분의 일에 해당하는 시간이 잠을 자는 데 사용된다. 그만큼 잠이라는 것이 중요하다는 뜻일 것이다. 잠은 건강에 있어서 아주 중요한 요소이다. 수면 부족은 건강에 치명타를 입힌다. 수면이 부족하게 되면 면역력이 떨어지게 되는데 이로 인해 여러 가지 문제가 발생하게 된다. 특히 암 발생률을 증가시키는데 그 이유는 암세포를 잡아내는 NK세포(자연 살해 세포)에 문제를 일으키기 때문이다.

건강한 성인 남성을 대상으로 한 실험에서 잠을 4시간 동안 잔 사람은 8시간 동안 잔 사람에 비해 NK세포가 70%나 적었다. 면역력을 떨어뜨려 암 발생률을 높이는 것 외에도 여러 가지 건강 문제를 야기한다. 소화불량, 만성피로, 알츠하이머, 비만, 당뇨병, 고혈압, 뇌졸중 등 우리 몸 전신에 악영향을 끼친다. 또한 몸에 염증이 잘 생기고, 상처 치유 속도도 느려지게 만든다.

잠은 기억력과도 관련이 있어서 수면 부족은 기억력 감퇴로 이어질 수 있다. 실제로 야간근무를 하는 사람들 가운데 단기 기억 장애를 호소하는 경우가 많다. 잠을 잘 못 자면 심장도 위험해진다. 충분한 수면을 취하지 못한 사람들은 충분히 수면을 취하는 사람과 비교할 때 심장 질환의 여러 증상들이 나타날 위험이 커진다. 연구에 따르면 불면증이 있는 사람은 그렇지 않은 사람에 비해 심혈관 질환으로 사망할 위험이 8배 이상 높은 것으로 나타났다.

전문가들은 성인의 경우 하루 7~8시간 정도 자는 게 적당하다고 조언한다. 잠자리에 드는 시간 역시 중요한데, 밤 10시부터 새벽 4시 사이에 멜라토닌 호르몬, 성장 호르몬 등 중요한 호르몬들의 분비가 집중적으로 이루어지기 때문에 이 시간을 포함하는 게 좋다. 이 시간을 포함해서 숙면을 취할 경우, 상처 회복 속도도 빨라지고 손상된 세포의 복구도 잘 된다. 뿐만 아니라 학습에 필요한 기억력, 집중력, 암기력도 좋아진다.

현재 우리나라의 현실, 특히 수험생인 경우 밤 10시에 잠자리에 드는 것은 힘들지만 가급적 밤 12시 전에 잠자리에 들어서 새벽 4시를 포함한 시간대를 자도록 권한다.

육체적 건강뿐 아니라 정신 건강에도 잠은 지대한 영향을 끼친다. 미국 워싱턴 주립대학교 연구팀이 쌍둥이인 성인 1,700쌍을 대상으로 수면 시간과 우울증 간의 관계를 분석한 연구 결과 수면 부족이나 수면 과다 모두 우울증 증상에 영향을 미치는 것으로 나타났다.

잠깐 살펴봐도 잠이 우리 삶에 있어서 얼마나 중요한지 느낄 수 있다. 충분히 잠을 자지 못한다면 그 어떤 좋은 음식과 운동, 건강 보조제도 별로 소용이 없다. 이 세상에서 잠을 대신할 수 있는 약은 없다는 얘기다. 질 좋고 충분한 수면이야말로 몸과 마음을 건강하게 하고 면역력을 강화시킬 수 있는 내 몸속 최고의 약이다.

약으로 대신할 수 없는 것이 또 한 가지 있다. 그것은 운동이다. 자동화되고 기계화된 편리한 환경과 교통수단의 발달은 현대인들에게 운동 부족이라는 심각한 생활 방식을 만들었다. 사람의 몸은 활동이 부족하면 체력이 떨어지고, 신체기관의 기능도 저하된다. 운동 부족으로 나타나는 대표적인 현상은 심장과 폐의 기능 저하, 혈관의 탄력성 저하, 근육 위축에 의한 근력 저하 등 신체 기능의 전반적인 약화이며, 그 결과 대사성 질환을 비롯한 각종 질병으로 연결되기 쉽다.

운동의 효과는 생각보다 놀랍다. "운동은 의학이다(Exercise is Medicine)"라는 말이 있을 정도다. 운동을 통한 신체 움직임은 호르몬을 변화시켜 몸과 마음을 건강하게 하고, 신진대사를 좋게 하며, 노폐물을 배출시키고, 인체 면역 시스템을 강화시킨다. 과학적, 의학적으로 검증된 운동의 효과는 아주 다양하다.

근육 증가로 인해 기초대사가 촉진되며 체지방과 내장지방을 없애줌으로써 건강하고 아름다운 몸매로 바꿔준다. 협심증, 심근경색을 예방하고 골다공증, 당뇨병, 고지혈증 등을 예방, 치유해 준다. 또한 혈관을 젊게 만들어 혈압을 안정시켜 주고, 암을 예방하고 재발을 방지해 준다. 그 외에도 소화를 촉진시키고 우울증을 치유하며 통증을 감소시켜 주고, 기억력 유지와 치매 예방에도 효과적이다. 이 정도로 놀라운 효과가 있는 약이 있을까. 아쉽게도 운동을 대신할 수 있는 약은 없다.

운동의 종류에는 여러 가지가 있지만 스피드 운동이나 과도한 근력 운동보다는 지구력 운동이 좋다. 가장 좋은 운동은 걷기이다. 걷기는 노년층에도 이로우며, 관절에 손상을 입히지 않는 운동이다. 걷기 운동에서 특별히 중요한 것은 바른 자세를 유지하며 걷는 것이다. 대부분의 사람들이 잘못된 자세로 오랫동안 지내오는 사이에 자기도 모르게 병이 찾아온다.

그러므로 자세를 바로잡는 것이 근본적인 치료에 있어서 꼭 필요하다. 자세가 바로잡히면 요통, 생리통, 두통 등 많은 증상들이 사라지고 비만까지도 해결될 수 있다. 아무튼 운동을 대신할 수 있는 약은 없기에 바른 자세를 유지하면서 꾸준히 운동을 하는 것이 건강한 삶을 위한 지혜로운 방법이다.

굿닥터

11.
바른 자세는
건강을 위한 기초공사와 같다

환자들이 호소하는 가장 흔한 증상은 통증이다. 허리, 목, 어깨, 고관절, 무릎, 발목, 발바닥, 손가락 관절 등등 아픈 부위도 참 다양하다. 수많은 사람들이 해결되지 않는 통증에 시달리며 통증클리닉, 정형외과, 한의원 등을 다니며 해결해 보려 애쓰지만 좀처럼 해결되지 않는 게 통증이다. 요즘은 근막통증증후군이라는 진단명까지 붙은 환자들을 심심치 않게 보는데 이런 환자들은 거의 잠을 자지 못할 정도로 몸 여기저기 극심한 통증에 시달리며 우울증까지 겪는다.

왜 이렇게 통증이 많아지고 있는 것일까? 그 문제의 원인은 우리 몸의 균형이 무너진 데에 있다. 움직이는 정교한 건축물이라고 할 수 있는 인간의 몸은 좌우 대칭이 정상이다. 우리 몸은 좌우 대칭으로 균형을 이루어야 몸속의 장기와 근육, 뼈, 인대, 신경 등이 각기 제 기능을 잘 수행하면서 건강할 수 있다. 그런데 인간이 태어나서 걷기 시작하면 여러 가지 원인에 의해 서서히 몸의 균형이 무너지게 된다. 요즘은 핸드폰의 지나친 사용 때문인지 초등학생 정도만 돼도 벌써 몸의 좌우 불균형이 심각한 경우가 많다.

몸의 어느 부위가 비뚤어지게 되면 그것은 연쇄적으로 우리 몸의 다른 부위가 그와 반대 방향으로 비뚤어지게 되는데 이는 인간이 직립보행을 하기 때문이다. 몸이 비뚤어지게 되면 어느 한쪽으로 하중이 더 걸리고 시간이 지나면서 원인을 알 수 없는 통증을 겪게 될 뿐 아니라 내장 기능도 점점 저하된다.

바른 자세, 즉 몸의 균형은 우리 몸 건강을 위한 기초공사와도 같다. 기초가 잘못된 건물은 제일 먼저 구조 부분부터 금이 가고 결국에는 무너지게 되는 것처럼 우리 몸도 좌우 균형이 맞지 않으면 알지 못하는 사이에 우리 몸의 구조 부분인 좌우 4쌍의 하중 축받이 관절 부분(발목, 무릎, 골반, 어깨와 그 중심부에 있는 척추와 머리)이 수평을 잃게 되어 모든 관절에 불균형이 오게 되고 결국 여러 가지 통증 및 기능 이상이 오게 된다.

자연치료를 결심하고 개인의원을 오픈하면서 건강을 위해 가장 중요한 것을 두 가지로 생각했는데 그중 하나가 바로 '바른 자세'였다. 골반, 척추 등이 틀어지면서 갖가지 문제가 온다는 것을 알았기 때문이다. 그래서 개원하기 전, 몸을 교정할 수 있는 기술을 배워서 몸이 틀어져 통증으로 고생하는 환자들을 대상으로 교정 치료를 열심히 했었다. 나중에는 물리치료사를 고용해 도수 치료도 해봤다.

그러나 수년에 걸쳐서 서서히 비뚤어진 몸을 외부에서 바로 세워 준다는 것은 불가능했다. 시간을 들이고 힘을 다해 열심히 바로 잡으려고 노력해도 본래의 편한 자세로 돌아가는 것은 한순간이었다. 그래서 다른 해결법을 고민하다가 찾은 답이 바르게 걷는 것이었다.

서울에서 유명 강사를 초청하여 강의를 듣고 환자들과 함께 운동장에 모여 걷기 실습을 해보았다. 큰 기대감을 가지고 적잖은 비용을 투자했지만 걷기 역시 이미 비뚤어진 몸을 바로 세우기에는 한계가 있었고 꾸준히 바른 걸음을 유지하기가 쉽지 않았다. 그렇게 수년을 노력하다 결국 바른 자세가 중요하다는 사실만 가슴에 품고 더 이상의 답을 찾지 못하고 있었다.

그런데 비뚤어진 몸으로 인한 문제가 내 몸에서 심각하게 드러나기 시작했다. 너무도 확연하게 얼굴이 왼쪽으로 비뚤어지고 쇄골뼈의 높이도 다르고 양쪽 팔 길이 역시 심하게 차이가 나면서 오른쪽 뒷목 근육이 심하게 아파 왔다. 후두골까지 통증이 오면서 잠자기조차 힘이 들었다. 통증이 심하기도 하고 시간이 지나도 해결되지 않자 걱정되는 마음에 뇌 CT 검사를 해봤다. 아무런 이상이 없었다.

그때 마음속에 '아, 내 몸이 너무 비뚤어져 있어서 근육이 땡기면서 아픈 거구나' 하는 생각이 들었다. 이전에 도수 치료, 체형 교정 등을 받아봤기에 더 이상 외부의 힘에 의한 치료는 해결 방법이 아니라고 생각하고 내 몸이 스스로 바뀔 수 있는 방법이 무엇일까 고민하기 시작했다. 곧 답이 나왔다.

그 답은 인체의 가장 하부 구조인 발이었다. 발은 우리 몸 균형을 위한 도약판과 같다. 발의 균형이 몸 전체의 구조 문제를 좌우할 수 있다. 발의 균형을 유지하고 바르게 걸을 수만 있다면 걷는 것이 곧 내 몸의 치유와 연결될 수 있다는 얘기다. 이때부터 자연치료의 마침표는 바른 걷기를 통한 바른 자세 회복에 있다는 확신으로 환자 치료 프로그램의 중요한 부분으로 적용하고 있다.

굿닥터

12.

컨트롤 타워는
마음이다

질병의 발생과 치료에 있어서 가장 중요한 것이 무엇이냐고 묻는다면 나는 아무런 주저함 없이 "환자의 마음"이라고 대답할 것이다. 사실상 많은 질병들이 환자의 마음에서 시작되었다고 할 수 있다. 스트레스가 어떻게 우리 몸에 영향을 미치는지를 알면 마음 관리가 곧 건강 관리임을 누구도 부인할 수 없을 것이다.

운전을 하고 가다가 접촉사고가 났다고 가정해 보자. 같은 접촉사고라 해도 그 사고를 당한 사람은 이 사고에 대해 전혀 다르게 생각할 수 있다. 한 사람은 '아휴, 재수 없어. 왜 이렇게 되는 일이 없는 거야'라고 생각하는 반면, 다른 사람은 '다행이다. 더 큰 사고가 날 수도 있었는데… 참 감사하다'라고 생각할 수 있다.

그런데 이런 생각들은 절대 생각만으로 끝나지 않는다. 생각은 반드시 뇌에서 단백질을 분해하여 호르몬을 생산하고 이 호르몬은 혈액을 타고 온몸을 돌면서 여러 가지 신체적 변화를 일으킨다. 눈에 보이지 않는 생각이나 마음이 뇌를 거쳐 눈에 보이는 물질인 호르몬을 만들고 이 물질이 몸을 움직이는 것이다.

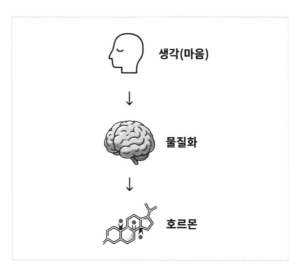

생각(마음)의 결과물

부정적인 마음과 생각은 두 가지의 스트레스 호르몬을 만든다. 교감신경을 흥분시켜 부신수질에서 아드레날린이 분비되고, 부신피질에서는 코티졸이 분비된다. 그런데 이런 스트레스 호르몬들이 장기적으로 혈액 속에 높아지면 만성피로, 고혈압, 고지혈증, 당뇨병, 심장병 등 갖가지 만성 질환을 일으키게 되고 또한 우리 몸의 면역력을 저하시킨다. 면역 세포 가운데 특히 NK세포의 수를 급격히 떨어뜨리는데, NK세포는 매일 발생하는 암세포나 바이러스를 찾아내어 파괴시키는 세포이기에 장기적인 스트레스는 결국 암으로 이어질 수 있다.

성경(잠언서)에는 마음의 근심과 염려가 뼈를 마르게 한다고 했다. 뼈의 안쪽 공간에 위치한 유연한 조직인 골수는 혈액을 생성하는 조혈기관이다. 그러므로 부정적인 생각이나 근심, 염려로 인해 뼛속 골수가 마르게 되면 적혈구 생성이 감소하여 빈혈이 생기고, 면역을 담당하는 백혈구 역시 감소하여 면역 기능이 떨어지게 되는 것이다.

심한 스트레스 상황에 오랜 기간 노출되면 어지럼증과 빈혈 같은 증상들이 생기는 경우가 종종 있는데, 이럴 때 검사를 해도 뚜렷한 원인을 찾지 못하는 경우가 대부분이다. 그 원인이 실은 눈에 보이지 않는 스트레스였기에 찾지 못하는 것이다.

반대로 긍정적인 마음과 생각은 베타엔돌핀이라는 호르몬을 만든다. 엔돌핀(Endorphine)은 몸 안에서 만들어지는 몰핀이라는 의미로 몰핀과 비슷한 효과를 가지고 있다. 베타엔돌핀은 기분을 좋게 하고, 몰핀보다 200배 강한 진통 효과를 나타낼 뿐 아니라 암세포를 파괴하고 면역을 강화시키며 노화 방지 및 기억력, 집중력을 강화시킨다. 그런데 놀랍게도 인간이 자신의 쾌락을 위해 만든 마약인 몰핀과 달리 우리 몸에서 만들어지는 베타엔돌핀은 아무리 많이 나와도 중독이 되거나 부작용이 생기지 않는다.

우리는 종종 주변에서 말기 암에 걸려 병원에서도 포기했는데 모든 일을 내려놓고 시골로 내려가 하루하루를 감사하며 지내다가 그

병에서 회복되었다는 이야기를 듣는다. 그러나 이것은 기적이 아니라 우리 몸이 자신의 메커니즘대로 반응한 결과일 뿐이다. 삶의 문제로 심한 스트레스를 받으며 아등바등 살다가 면역력 저하로 암에 걸렸지만 죽음 앞에서 그 모든 것이 무의미함을 깨닫고 생명이 있음에 감사하며 하루하루 기쁘게 생활하다 보니 자신도 모르는 사이에 베타엔돌핀이 매일매일 넘쳐서 암세포를 소멸시켜 버린 것이다.

환자 치료에 있어서 음식, 약물, 영양제, 좋은 공기와 물 등 중요한 것이 많지만, 그 모든 것의 효과를 좌우하는 것은 바로 환자 자신의 마음이다. 환자의 마음 상태에 따라 치료의 결과는 아주 다르다. 감사의 마음과 치료에 대한 기대와 희망을 가진 환자일수록 결과는 그만큼 성공적이다.

우리 병원에는 심한 아토피 피부염 환자들이 자주 찾아온다. 모 대학병원 간호사가 아토피 피부염으로 인해 진물이 심하게 나오고 그것이 굳어 혹처럼 여기저기 튀어나온 상태로 우리 병원을 찾았다. 육안으로 보기에도 고통이 심해 보였고 가려움증으로 잠을 자지 못해 몸이 아주 마른 상태였다. 그런데 이 간호사는 우리 병원 치료에 대해 긍정적으로 생각하며 치료될 것을 기대하고 있었다. 그 덕분인지 하루하루 자고 일어날 때마다 피부가 회복되는 것이 눈에 보였고 2주가 채 되지 않아 병원 근무에 다시 복귀할 수 있었다.

김○○(여/29세) 아토피 피부염

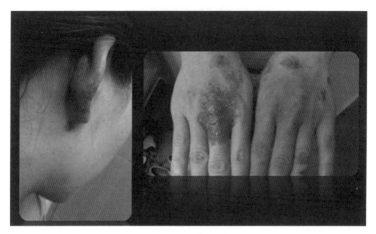

치료 전

심한 아토피 피부염으로 인해 다니던 병원을 휴직해야 했다.

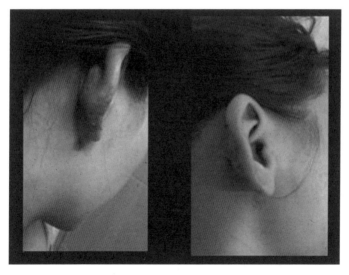

치료 전   10일 후

치료 10일 만에 많은 호전을 보였고 병원에 복직할 수 있었다.

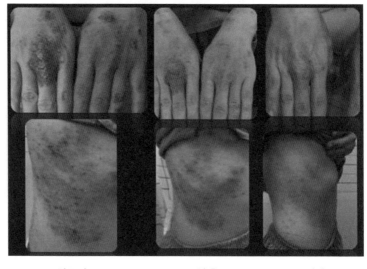

치료 전   10일 후   60일 후

60일 만에 치료가 종결되었다.

　또 다른 아토피 피부염 환자는 외견상 별로 심해 보이지 않는 여
대생이었는데, 우리 병원에 오기 전까지 스테로이드 연고를 사용하
고 있었다. 약을 끊고 싶은 마음에 자연치료를 시작했는데 하루 이
틀 후 치료 반응으로 발진이 올라오고 가려움증이 시작되자 심한
스트레스를 받으며 온종일 거울을 들여다보고 속상함과 불안함에
휩싸였다. 그런 마음 상태로 인해 증상은 더욱 심해지고 결국 자신
과 비교할 수 없을 정도로 심했던 간호사보다 회복하는 데 몇 배의
시간이 걸렸다.

스트레스가 건강에 미치는 영향은 몸에 좋지 않은 음식을 먹거나 환경이 좋지 않은 것과는 비교되지 않을 정도로 훨씬 크다는 것을 꼭 기억해야 한다. 앞에서 설명했듯이 보이지 않는 마음의 생각이나 스트레스는 호르몬이라는 구체적인 물질을 통해 우리 몸에 직접적인 영향을 미치기 때문이다.

진정 건강하길 원한다면, 매일매일 평범한 일상 속에서 기쁨과 감사의 조건을 찾고 웃음과 감사를 생활화해야 한다. 그 웃음과 감사가 이 세상 어떤 약보다도 좋은 약이라는 사실을 꼭 기억해야 할 것이다.

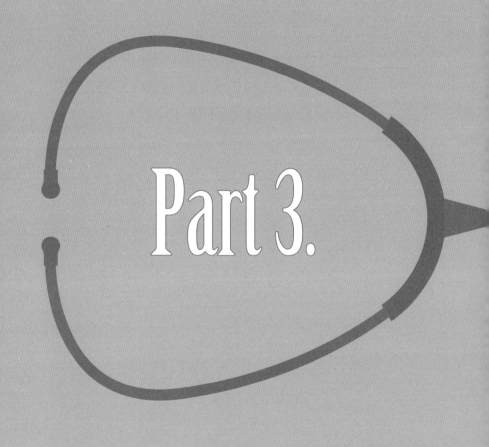

Part 3.

놀라운 변화의 주인공들이
자연치료의 효능을 증거한다 °

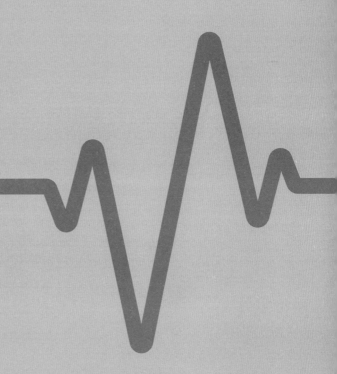

— 자연치료는 난치병 환자들에게
기적을 선물해 주었다!

김태균 원장님을 만나 얻게 된 가장 큰 선물은
건강의 근본적인 원리를 알게 된 것과
그동안 나의 삶과 마음이 그 건강의 원리에서
벗어나 있었음을 깨닫고 인정하게 된 것이다.

– 환자의 고백 중에서

1.

아토피 피부염이
깨끗이 치료되다

저는 올해로 21세, 아토피를 앓고 있는 ○○○이라고 합니다. 아주 어릴 적부터 앓아왔기 때문에 참 힘든 일이 많았습니다. 가려움을 참을 수 없어 긁고, 또 긁다 보니 피부가 거칠어지고, 검게 변하는 색소 침착까지 생기게 되었습니다. 이런 저를 보고 유치원에서도, 초등학교에 입학해서도 친구들은 피하거나 놀리기 일쑤였습니다. "악어가죽 같다, 목에 때가 낀 것 같다"며 놀림을 받는 것도 모자라 따돌림, 소위 말하는 왕따까지 당하게 되었습니다.

다른 말보다 더욱 저에게 상처가 되었던 것은 자신들과 다른 저의 피부를 보며 전염이 될 거라며 피하는 그 모습이었습니다. 정말 많이 힘들었습니다. 이러한 시절을 지내다 보니 저는 뉴스를 통해서 또는 인터넷에서 보거나 지인들에게 이야기를 듣고서 각종 민간요법까지 안 해본 방법이 거의 없습니다.

50가지 이상의 치료를 받으며 돈도 시간도 쏟아봤지만 그 치료들은 전부 제 마음에 실망만 남긴 채 끝나버리고 말았습니다. 초등학교 때까지 팔, 다리, 목에만 있던 아토피는 중학교에 입학한 후부터 팔, 다리, 목은 물론이고, 얼굴과 손등, 머리까지 퍼졌습니다. 퍼지던 아토피는 점점 더 심해지더니 얼굴에서 진물까지 나오기 시작했습니다. 일단 진물을 빨리 멈춰야겠다는 생각으로 동네에 있는 피부과를 찾아갔습니다. 3분도 채 걸리지 않는 빠른 진료를 끝마치고 저는 스테로이드라는 약을 처방받았고, 무작정 복용하기 시작했습니다.

그저 가려움과 진물로부터 해방되고 싶은 마음에, 살고 싶은 마음으로 먹었던 것 같습니다. 그런데 그렇게 먹기 시작한 약은 효과가 대단했습니다. 약을 먹으면 일주일 동안은 피부가 굉장히 맑아지고, 좋아졌습니다. 하지만 처방받은 약을 다 먹고 2~3일 후에는 피부가 다시 뒤집어져 붉어지고 진물과 각질, 가려움이 찾아왔습니다.

이상하다고 생각했지만 약을 끊을 수는 없었습니다. 피부가 좋아지는 순간, 비록 짧은 기간이라 할지라도 그 순간을 놓아버릴 수 없을 만큼 이 약은 저에게 희망이었기 때문입니다. 이렇게 상태가 좋아지고, 다시 나빠지는 악순환을 반복하며 3년이라는 시간이 지난 뒤에야 저는 제가 겪었던 현상이 스테로이드의 부작용이라는 것을 알게 되었습니다.

"스테로이드는 인간이 만든 약 중 제일 먼저 없어져야만 할 약이다."

인터넷에서 어떤 블로거가 했던 이 말에 격하게 공감할 수밖에 없었습니다. 너무 힘들어 다시 찾아간 동네병원에서는 대학병원을 추천하셨고, 저는 결국 소견서를 받아 ○○대학교병원을 찾아가게 되었습니다. 진료를 보았던 피부과 교수님께서는 당장 입원 수속을 하라고 말씀하셨습니다. 제 모습을 보신 선생님께서는 당신이 지금껏 봐왔던 환자 중 가장 심각한 상태라고 말씀하셨습니다. 당장 입원을 했고 일주일 동안 링거를 맞으며 약을 먹고 주사를 맞으니 점차 회복되는 것이 보이기 시작했습니다. 저는 비교적 좋은 상태로 퇴원을 했고 그렇게 2013년부터 2016년까지 약 3년 동안 매주 1회씩 진료를 받으며 약을 먹게 되었습니다.

결론부터 말씀드리면 아토피는 절대 약으로 치료할 수 있는 병이 아닙니다. 피부과에서 처방받는 약은 매우 독했습니다. 약으로 인한 부작용이 생겼고, 부작용으로 인해 약을 먹지 못하자 피부가 뒤집어지는 현상이 다시 시작되었습니다. 다시 부작용에 대한 약을 처방받고, 아토피를 진정시키기 위해 약을 먹는 악순환의 반복을 10번도 넘게 시도했습니다. 그리고 점점 제 몸에서는 약에 대한 내성이 생기기 시작했습니다.

내성이 생기고 나니 피부가 다시 뒤집어지기 시작했고, 결국 교수님의 권유로 다시 입원을 했습니다. 몸에서 다시 진물이 나오기 시작했고 자고 일어나면 진물이 굳어 움직이지 못할 정도로 온몸이 뻣뻣해지기 일쑤였습니다. 병원에서는 제 몸에 생긴 내성 때문에 지금까지보다 몇 배나 더 독한 약을 처방하기 시작했고, 제 몸은 약으로 인해 고지혈증과 간 수치가 오르고, 고혈압이 생겨 혈압이 156까지 치솟기 시작했습니다. 스테로이드 부작용으로 살이 찌기 시작했지만 아토피로 인한 고통이 멈췄기 때문에 일단은 긍정적으로 받아들였습니다.

그러던 어느 날 어머니께서 대학병원에서 처방받는 양약을 끊고 자연치유를 해보자고 하셨습니다. 하지만 저는 그 의견을 무시했습니다. 약도 몸에 맞는다고 생각했고, 다른 방법을 굳이 시도하고 싶은 생각도 없었기 때문이었죠. 그래도 그냥 어머니가 알아서 하시라고 말씀드렸습니다. 유튜브를 통해 김태균 원장님의 강의를 접한 어머니는 제 생각보다 더 큰 확신이 있었습니다. 너무나 빠르게 예약을 해서 진료 날짜를 잡고 병원에 오게 되었습니다. 어머니를 봐서 어쩔 수 없이 찾아온 병원에서 몸무게를 재고, 기본 진료만 한 뒤 집으로 돌아왔습니다. 그리고 다시 병원에 갔을 때 원장님은 저에게 이렇게 말씀하셨습니다.

"지금 먹고 있는 양약을 서서히 끊어야만 면역력을 회복시켜 주는 해독 프로그램을 진행할 수가 있어요."

저는 이 말 한마디에 이 병원에 대한 마음을 정리해야겠다고 마음을 먹었습니다. 2~3년간 매일 복용하던 약을 끊게 되면 아토피를 눌러줄 수가 없으니 피부가 뒤집어진다는 사실을 너무 잘 알고 있었기 때문이죠. 제 몸이 기억하고 있는 그 고생을 다시 할 만큼 가능성이 있는지 고민도 많이 되었지만 어머니께서는 이번이 마지막이라 생각하고 딱 한 번만 해보자고 강하게 밀어붙이셨습니다.

그렇게 저의 치료는 시작되었습니다. 약을 끊고 나니 온몸에 하얀 각질이 뒤덮였습니다. 그리고 온몸에서 진물이 흘러나오기 시작했습니다. 아침에 일어나면 옷이 떨어지지 않을 정도로 진물이 굳어 가위로 옷을 자른 적도 많았습니다. 목 피부에서 나오는 진물 때문에 수건으로 감싸고 자야 했고, 진물로 인해 얼굴 피부가 굳어져 밥을 먹고 싶어도 입이 벌어지지 않은 적도 많았습니다. 샤워할 때는 말로 표현할 수 없는 고통이 따랐습니다.

지옥 같은 시간이 지나가고 중간점검하러 병원에 갈 무렵, 자연치료의 결과들이 나타나기 시작했습니다. 각질이 덜 생기기 시작했고 진물이 멈추고 가려움이 없어졌고 희망이 생겼습니다. 왠지 앞날이 보이기 시작했습니다. 하지만 이런 희망도 잠시뿐이었습니다. 명현 현상이 찾아왔고, 마치 그래프처럼 피부가 위로, 아래로 뒤집어지기 시작했습니다. 이제야 겨우 좋아지고 있는데 다시 예전처럼 고통이 시작 되고 나니 좌절하고 말았습니다. 울기도 많이 울었습니다.

사람이 몸이 아프게 되면 마음도 함께 무너지는 것은 어쩌면 당연할지도 모릅니다. 저는 고등학교 때 부모님께 왜 저를 낳아서 이렇게 만들었느냐는 원망을 참 많이 했습니다. 병원에 입원해서 치료를 받았던 때에는 병원 옥상에서 더 이상 이렇게 살고 싶지 않다는 생각으로 옥상 난간에 서서 삶을 마감하고자 마음먹은 적도 있었지요.

군대 신체검사로 멀리 대구까지 달려가 전국에서 제일 큰 신체검사소에서 군 면제를 받았을 때도 저를 보며 부러워하는 친구들의 말은 저에게 상처를 주었습니다. 저를 향해 쉽게 말하는 친구들에게 몸만 건강하다면 나도 무조건 가고 싶다고, 얼마나 힘든지 너희가 아느냐고, 아파서 힘든 것도 모자라 너희한테 그 무자비한 말을 들어야 하느냐고 너무나 큰 분노로 욕설과 함께 소리를 지르고 싶었던 적도 있었습니다.

이번에도 저에게는 견디기 힘든 상처로 다가왔고 저는 다시 한번 삶을 마감하기로 마음먹었습니다. 줄넘기를 문에 걸고, 목에 줄을 매고서 의자를 발로 차 공중에 매달려서 눈이 점차 하얘지고 의식이 없어져 갈 때쯤 저희 어머니가 가위로 줄을 끊어 저를 살렸습니다. 너무 놀라 제 뺨을 한 대 때리시며 한 번만 더 참으면 밝은 날이 올 거라며 눈물 흘리시는 어머니를 뵐 낯이 없었습니다. 그리고 기운을 내고 싶어도 마음이 좀처럼 움직이지 않았습니다. 제 피부가 보기 싫어 집안에서 온통 불을 끈 채 생활했습니다. 샤워할 때도 마찬가지였고, 최소한의 조명만, 그나마 TV 조명에 의지해서 지냈습니다.

그렇게 점점 병원에 대한 믿음이 사라져 가며 마음속으로 욕을 퍼부 었습니다. 원망이 더욱 치솟게 되었고 결국은 마음이 완전히 닫혀 양 약을 먹고자 결심한 채 대학병원 앞까지 갔습니다. 대학병원 앞에서 원장님께 전화를 드렸습니다.

"그동안 감사했습니다. 그리고 저 때문에 고생 많으셨어요. 이 말씀 드리려고 전화 드렸어요."

그렇게 대학병원에서 진료를 받았는데 또다시 입원하라는 권유를 받았습니다. 그리고 다시 약 처방을 받아야 한다는 말을 들었죠. 그 약이 얼마나 무서운지 몸이 알고 있었지만 효과가 있을 것이라는 생 각에 마음이 자꾸만 따라갔습니다. 하지만 입원 수속을 코앞에 두고 마음과 다르게 몸이 움직이질 않았습니다. 병원에서 느꼈던 좌절감 과 약의 부작용들을 생각하니 가고 싶지 않았습니다. 이것도 저것도 아닌 저 자신이 밉고 미칠 것 같았습니다.

너무 힘이 들어서 김태균 원장님께 전화를 드렸습니다. 그냥 눈물이 터져 나왔고 너무 힘들다는 말만 되풀이하며 울었습니다. 제 마음에 맺힌 응어리를 풀고 싶었던 것 같습니다. 원장님께서는 저를 마치 가 족처럼 응원해 주시며 도움을 주셨습니다. 그렇게 저는 마지막으로 모든 것을 걸어보겠다는 심정으로 의정부에서 춘천까지 약 100Km의 거리를 매일 매일 병원에 출석하며 치료를 다시 시작했습니다.

원장님께서는 손수 보습제를 발라주셨고, 병원에 있는 모든 선생님들께서 저 한 사람에게 매달려 케어를 해주셨습니다. 병원 식구처럼 함께 점심 식사를 하고, 카운터에서 선생님과 수다도 떨고, 퇴근 후에 함께 백숙도, 떡볶이도 먹으러 가고, 원장님 댁에서 이야기도 하고. 정말 가족처럼 지냈습니다. 눈물이 흘렀습니다. 어떻게 이런 병원, 이런 원장님이 있을까? 저 같은 환자를 사랑으로 치료해 주시려는 그 마음이 너무 감사했습니다. 점차 제 마음이 열렸고 그 시기쯤 제 피부가 깨끗해지기 시작했습니다.

원장님과의 깊은 대화를 통해 어릴 적부터 제 마음을 짓누르고 있던 문제에 대한 해석이 바뀌고 제 마음의 짐이 벗어지자 피부 증상이 급속도로 좋아지기 시작했습니다. 그리고 3주 만에 직장엘 나갈 수 있을 정도로 피부 상태뿐 아니라 마음까지 놀랍게 회복되었습니다.

이것으로 제 마음을 전부 표현하지 못해 아쉬운 마음뿐입니다. 제가 이 글을 쓴 이유는 단 한 가지입니다. 제가 그랬듯이 지금도 아토피로 고생하고 있는 환자분들에게 살아갈 수 있는 힘을, 희망을 나누고 싶어서 이렇게 부족하게나마 그동안의 과정을 기록했습니다.
여러분, 믿음을 가지고 치료하면 좋은 날이 올 것이라고 굳게 믿으세요. 마음이 먼저 열리고 나니 몸까지 회복되는 것을 제 경험으로 아셨으면 좋겠습니다. 지금까지 제 치료 사례로 사진을 많이 찍어놨으니 보시고 희망을 가지셨으면 좋겠습니다.

[그 후로 벌써 8년이라는 시간이 흘렀습니다. 제 피부는 과거에 내가 그렇게 심한 아토피 피부염을 앓았는지 모를 정도로 지금까지 건강한 상태로 지내고 있습니다. 저희 가족들은 그 시간들을 떠올리며 지금도 원장님께 말할 수 없을 정도로 감사한 마음을 나누곤 합니다.]

이○○(남/20세) 아토피 피부염

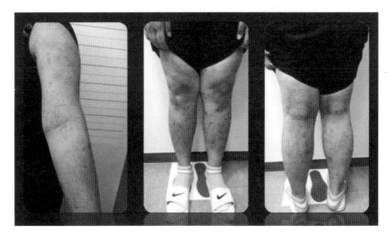

내원 당시

심한 아토피 피부염으로 자살까지 생각했다고 한다. 내원 당시 스테로이드제제와 강력한 면역억제제 복용으로 심한 증상이 어느 정도 가라앉은 상태였다.

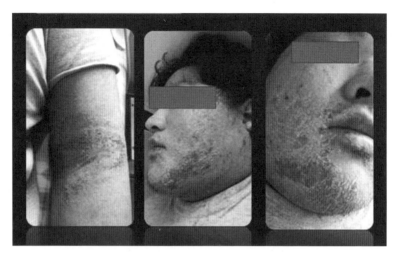

치료 16일 후[1차반동현상 진행 중]

치료 16일 후 염증이 너무 심해서 온몸이 붓고 진물이 심한 상태였다.

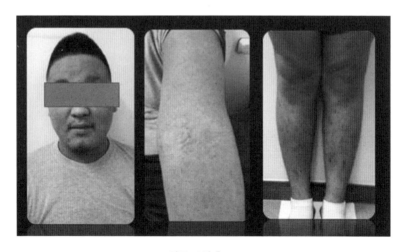

치료 50일 후

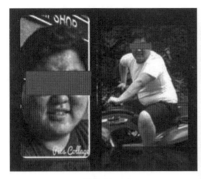

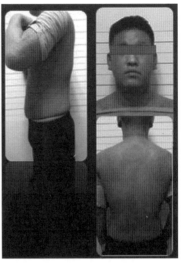

치료 전 모습

약 4개월 후 30kg 감량된 모습

약 4개월 만에 체중 30kg이 감량되었다.

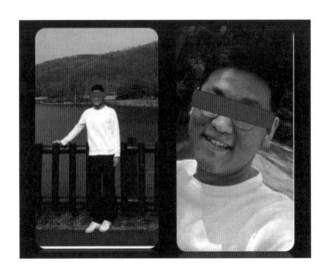

치료 후

치료 후 정상적인 생활을 하고 있다.

2. 지옥 같던 아토피 피부염에서 해방되다

저는 28세 남자입니다. 저는 아기 때부터 아토피성 피부염이 있었습니다. 6살 정도까지 등 쪽에 아토피 증상이 있다가 사라졌습니다. 그 후 12살 즈음에 다시 재발했습니다. 처음에는 증상이 그리 심하지 않았고 무릎 접히는 곳과 목 부근 등등 국지적으로 증상이 있었습니다. 어머니와 처음으로 동네 피부과를 찾았을 때, 의사 선생님이 "아토피는 원인을 알 수 없다. 아토피라는 말뜻이 원인을 알 수 없다는 뜻이다"라고 했습니다.

그때 저와 제 가족들은 좌절감이 들었습니다. 선생님은 지금으로써는 증상을 좀 잡아주는 방법밖에 없다고 했습니다. 그리고 스테로이드 연고를 처방받았습니다. 스테로이드 연고는 바를 때는 금방 효과가 나타났지만, 다시 또 증상이 재발했습니다. 재발하는 횟수가 반복될수록 약의 효과도 점점 떨어져 갔습니다. 가장 강력한 스테로이드 연고도 날이 갈수록 효과가 떨어졌습니다. 결국 동네병원에서 추천

서를 써줘서 우리나라에서 손꼽히는 큰 병원을 갔지만, 동네병원과 다를 바 없는 말과 약을 처방해 주었습니다.

그리고 10년이 넘게 26살까지 온갖 치료를 받아보고 약을 먹었습니다. 저희 부모님께서 저에게 쓴 돈은 수천만 원이 넘어갑니다. 마지막으로 서울에 아토피 치료로 유명한 한의원에서 약을 먹으며 치료받았으나 처음에는 조금 나아지는 것 같다가 갈수록 더 심해져서 3년 넘게 받던 치료도 포기했습니다. 그렇게 26살에 모든 치료를 포기하고 식이요법으로 먹는 것을 절제하며, 몸이 낫기를 기도하며 지냈습니다.

그러던 중 28살이 되던 해인 2018년 3월에 몸이 또 뒤집어졌습니다. 저는 봄이 되면 온몸의 피부가 뒤집어졌습니다. 등과 가슴, 머리, 목, 얼굴에서 진물이 쏟아지고 팔다리와 온몸에 말할 수 없는 가려움증이 올라왔습니다. 특히 2018년 봄은 그 피부 뒤집어짐이 절정이었습니다. 4월 초부터는 등 전체에서 며칠 연속으로 진물이 흘러 강물처럼 흘렀습니다. 수건을 몇 장을 갈아도 이불까지 다 젖었습니다. 그리고 진물이 날 때는 이루 말할 수 없이 가려웠습니다. 진물이 나는 부위는 밤새 미친 듯이 가려워서 살을 쥐어뜯었습니다. 옆에 기왓장이라도 있었다면 그것을 가지고라도 긁었을 것입니다.

정말로 지옥의 고통을 간접 체험하는 시간이었습니다. 4월 한 달간 진물을 쏟았다 멈추었다를 반복하며 시간을 보냈습니다. 지옥 같은 시간이었습니다. 1달이 넘도록 하루에 2시간 정도밖에 못 잤습니다. 눈과 볼이 움푹 파일 정도로 살이 빠졌습니다. 밤에는 가려움을 동반한 진물이 쏟아져서 못 자고 낮에는 잠깐 그치기는 하나 온몸의 피부가 아프고 쓰라려서 아무것도 할 수 없었습니다. 이미 온몸의 피부가 초토화된 상태라서 마치 가시로 된 갑옷을 전신에 뒤집어쓴 느낌이었습니다. 온몸의 피부가 아프고 너무 건조해서 움직일 수가 없었고, 누우면 바닥과 닿는 피부가 너무 가려워서 누워있지도 못하고 의자에 엉덩이만 살짝 걸치고 앉아있었습니다. 그렇게 지내다 보니 정신력도 많이 흐려지고 눈빛이 흐리멍텅해졌습니다.

그러던 중에 교회의 한 사모님께서 라파스 가정의학과에서 발간한 책자를 하나 주셨습니다. 길 가다가 우연히 주웠는데, 저의 고통을 아는지라 저에게 꼭 책을 가져다주고 싶은 마음이 들었다고 하셨습니다. 그리고 그 병원도 꼭 가보라고 하셨습니다. 그 책에는 아토피를 포함한 면역 질환들에 대한 원인과 치료법이 담겨있었습니다. 저는 그 내용이 정말 옳다고 확신했습니다. 다른 병원에서는 아토피의 원인을 찾지 못하거나 한 가지 요인만 따지는 경우가 많았으나, 그 요인도 헛다리를 짚는 것일 때가 많았습니다. 저도 도저히 이대로는 안 되겠다고 생각돼서 용기를 내어 라파스 가정의학과를 찾아가 보았습니다.

처음 간 날은 5월 3일 목요일이었습니다. 아침 일찍 대구에서 출발하여 오후에 진료를 받았습니다. 처음에는 홍채 검사와 피 검사, 혈압, 인바디 등을 체크했습니다. 홍채 검사를 하게 되니, 저의 타고난 체질에 대해서 많은 사실을 알게 되었습니다. 원장님께서는 저의 타고난 체질에 대해서 분석하고 세세하게 설명해 주셨습니다.

처음 상담은 1시간 반 이상 진행되었습니다. 원장님의 설명을 듣다 보니 병의 원인에 대해서 이해가 되기 시작했습니다. 그리고 집중 해독 치료를 시작하게 되었습니다. 치료는 가장 원인이 되는 장부터 청소했습니다. 저의 장은 오랜 기간 숙변과 가스로 가득 차 있었고, 장이 굳어서 거의 활동을 하지 않고 있었습니다. 그래서 노폐물과 독소가 원활하게 배출되지 못하여 피부로 올라오는 것이었습니다. 그런 장을 풀고 해독하여 오랜 숙변과 가스와 독소를 대소변으로 배출하였습니다.

그리고 온몸에 축적된 노폐물과 독소를 테라피를 통해 풀어주었습니다. 그리고 여러 가지 해독하는 제품을 먹었습니다. 처음 치료를 받을 때는 별다른 변화를 못 느꼈습니다. 10일이 되자 변화가 시작되었습니다. 저는 원래 혈액 순환이 너무 안 돼서 손발이 항상 얼음장처럼 차고 손 혈색도 백지장처럼 창백했습니다. 별로 추운 날씨도 아닌데 항상 추위에 떨었습니다.

처음 진료받은 날은 혈액 순환이 너무 안 돼서 피 검사를 해야 하는데 핏줄 찾기도 힘들고 피를 뽑기가 너무 힘들었습니다. 그런데 해독 치료를 시작한 지 딱 10일째 되는 날부터 손이 따뜻해지고 손에 붉그스름하게 혈색이 돌았습니다. 저는 너무 신기해서 손을 계속 쳐다보고 만져 보았습니다.

그리고 10일째부터 등, 허리와 몸통 앞부분, 겨드랑이와 팔 부분까지 진물이 마구 흘러나왔습니다. 이 증상은 약 3일간 지속되었습니다. 예전에는 누런색에 냄새가 나고 끈적끈적한 진물이 나왔다면, 이번 진물은 나올 때 가려움도 덜하고 맑은 진물이 나왔습니다. 그리고 이 것이 그칠 때 엉덩이와 사타구니 다리 전체에서 엄청 가렵고 군데군데 진물이 났습니다. 이것도 3~4일 정도 지속되었습니다. 이렇게 저에게 그동안 쌓였던 독소가 한 번에 배출되는 고비가 찾아왔고 약 1주일간 지속되었습니다.

이 고비의 1주일이 지나고 나서부터 항상 등에서 쏟아지던 진물이 멈추고 회복 속도가 엄청나게 빨라졌습니다. 해독 면역 치료 2주차에 고비를 넘긴 후에 3~4주차에는 빠르게 회복되었습니다. 치료 시작 후 1개월이 지났을 때는 증상이 놀랍도록 회복되어 저도 놀라고 주변 사람들도 놀랐습니다. 저는 등과 몸통에서 흘러내리던 진물이 멈춰서 이제 살 것 같았습니다.

그리고 예전에는 장 흡수력이 좋지 않아 아무리 많이 먹어도 허기가 져서 늘 과식하는 것이 일상이었는데, 1개월이 되었을 때 장 기능이 회복되어 끼니에 밥 한 공기만 먹어도 속이 든든하게 되었습니다. 그리고 2개월쯤 됐을 때, 빠르게 회복되어 그동안 진물 나고 격하게 가려웠던 증상은 사라졌고, 약간의 가려움과 빨갛게 올라오는 정도의 증상이 남았습니다. 이제 치료받은 지 딱 4개월째가 되었는데 얼굴 부근에 약간 가려운 증상만 남고 일상적인 생활도 잘하며 지내고 있습니다. 약간의 증상이 남아있지만, 서서히 회복되고 있습니다.

저는 항상 만성피로가 있어서 잠도 많이 자고 낮에도 남들보다 자주 자고 한 번 낮잠을 자면 몇 시간씩 자야 했습니다. 지금은 자는 중에 가려움이 없어져서 잘 자기도 하지만, 낮 동안에도 거의 피로하지 않게 되었습니다. 지금은 오히려 제 또래들보다 피로를 덜 느끼고 있습니다. 이제는 밤에 잠도 잘 자고, 낮에도 덜 피곤하여 살 것 같습니다. 밤에 가려워서 한숨도 못 자고 해가 뜰 때까지 긁을 때가 가장 괴로웠기 때문입니다.

치료를 받기 위해서 대구에서 춘천까지 먼 길을 다녀야 했지만, 항상 따뜻하게 맞아주시는 원장님과 선생님들 덕분에 위로를 받고 힘을 내서 치료받으러 먼 길을 올 수 있었습니다. 뭇 아토피 환자들처럼 저 또한 가려움에 시달려 지치고 지쳐서 피폐해져 있는 상태였습니다. 원장님과 선생님들께서 따뜻하게 가족처럼 대해주셔서 지쳐있던 마음도 위로를 얻었습니다. 비록 돈을 지불하고 치료받는 관계지만, 병원 선생님들께서는 그 이상으로 항상 대해주셔서 고마웠습니다. 저뿐 아니라 아토피 치료로 많은 실패를 경험하고 고통받는 분들께 해독 면역 치료를 받으시길 추천해 봅니다.

현재 이 청년은 사랑하는 아내를 맞이하여 예쁜 딸을 낳고 행복하게 잘 살고 있습니다. 스트레스를 심하게 받거나 몸이 많이 피곤할 때 피부염이 올라오기도 하지만 일상생활에 큰 지장 없이 식습관과 생활습관 관리를 하며 잘 지내고 있습니다.

3. 족저근막염이 치료되어 건강을 되찾다

저는 키 179cm, 몸무게 90kg의 신체 건강한 남자입니다. 업무 특성상 오래 서서 일하는 시간이 길다 보니 4개월 전부터 갑자기 발바닥 통증(족저근막염)이 나타났는데 심할 때는 걷기도 힘들 정도였습니다.

그러던 중 아내가 근무하는 직장에서 '국민 디톡스' 프로그램을 체험하게 되었다고 해서 별생각 없이 "나도 옆에서 조금씩 도와줄게!"라고 말하였는데, 얼떨결에 저까지 이 프로그램에 참여하게 되었습니다. 평소에 식습관은 우선 탄수화물을 너무 좋아해서, 밥은 늘 1공기 반을 먹었고, 육식도 좋아해서 주 2회는 늘 고기로 식사를 하는 편이었고 주 2회 라면도 꼭 먹는 편이었습니다.

국민 디톡스 첫날은 일을 하면서 살짝 힘이 들다가 두유와 유산균을 먹어주니깐 배고픔이 사라져서 생각보다는 덜 힘들었습니다. 저녁에 병원에 와서 해독 주사와 온열 치료, 인바디 측정을 하였습니다. 근육량은 정상, 내장지방은 8레벨, 체지방은 경도비만 정도로 측정되었습니다.

본격적으로 시작된 국민 디톡스 프로그램 첫날! 저는 땀나고, 더운 것을 누구보다도 싫어하는 편이라서 온열 치료할 때 살짝 힘이 들었지만 40분 동안 땀을 흠뻑 적시고 난 뒤 몸이 개운해지는 느낌이 들었습니다. 둘째 날은 본격적으로 아침, 점심, 저녁 유산균 식사를 했고, 해독 주사와 온열 치료도 병행했습니다. 마지막 셋째 날이 왔습니다. 아내는 두통이 생겨서 조금 힘들다고 하였는데, 저는 아무런 증상도 없이 편히 잘 지나갔습니다. 저는 오히려 컨디션이 좋아져서 아이들과 운동장도 몇 바퀴 달리고 자전거도 타며 1시간 운동을 하고 들어왔습니다. 그리고 다음 날 저녁, 신기한 신체 변화가 생겼습니다. 뒷목에 접히던 일명 햄버거 살이 감쪽같이 사라졌고 앞가슴 쪽에 오돌토돌하던 피부가 보들보들하게 변했고 배도 쏙 들어갔습니다.

그리고 놀랍게도 그 심하던 족저근막염 증상이 사라졌습니다. 솔직히 저는 '3일 동안 변화가 생겨봐야 무슨 변화가 생기겠어' 하며 반신반의하면서 프로그램에 임했는데, 신기하게도 너무나 짧은 시간에 놀라운 변화를 경험했습니다. 국민 디톡스 이후 저는 식사량을 줄이고 있고 무엇보다 물을 많이 마시려고 노력하고 있습니다. 주말에는

굿닥터

아내와 먹고 싶은 음식들을 모두 먹었고, 일주일에 한 번씩 간헐적 단식을 해주었습니다. 한 달이 지난 후 인바디 측정을 한 결과, 체중은 5kg이 감량되었고, 내장지방은 8레벨에서 6레벨로 전보다 2단계가 내려가는 변화를 확인하였습니다.

이상으로 저의 3일 국민 디톡스 체험담을 마칩니다. 지금도 제 몸에 나타난 신체 변화가 신기하기만 합니다. 무엇보다도 옆에서 아낌없이 응원해 주신 김태균 원장님께 감사드립니다.

4.

치매가 회복되어
일상의 행복을 되찾다

저희 엄마는 평소 아주 명랑하고 사람들과 어울리길 좋아하는 성격이셨습니다. 수년 전 교통사고를 크게 당하셔서 우측 대퇴골이 으스러졌고 대수술 이후 진통제를 비롯한 많은 약을 복용하면서 지내셨습니다. 그런데 언제부터인지 엄마에게 건망증 증상이 나타났고 자녀들 입장에서는 혹시 치매가 아닌가 하는 걱정이 되었습니다.

그러던 어느 날, 어머니를 모시고 동네에 있는 신경외과에 가서 치매 검사를 받았습니다. 의사 선생님께서는 어머니가 듣는 앞에서 치매(알츠하이머병)라고 진단을 내리셨고, 그 말을 들은 어머니는 큰 충격을 받으셨는지 그날 이후 급격히 우울해지고 무기력해지시더니 치매 증세가 더욱 심하게 나타났습니다. 조금 전에 한 일도 기억하지 못하셨고 다시 이야기하거나 평소에 안 하던 이상한 말씀을 하셨습니다.

대학병원에 가서 뇌 CT 검사를 받았는데 교수님께서는 치매라고 진단을 하며 약을 처방해 주셨습니다. 그렇게 지내던 중 엄마는 허리협착증으로 인해 전신마취를 하고 수술을 받으셨는데, 마취에서 쉽게 깨지 않아 어려움을 겪으셨습니다.

그 이후 엄마의 치매 증상이 급격히 악화되었습니다. 간헐적으로 아들과 남편만 알아보고 그 외에는 아무도 알아보지 못하셨고 대소변도 못 가리게 되어 기저귀를 차게 되셨습니다. 딸인 저에게 "아줌마는 누구야?"라고 묻기도 하셨습니다. 평소 명랑했던 성격은 완전히 바뀌어서 말수가 줄었고 온종일 구석에 쪼그리고 가만히 앉아계셨습니다. 음식도 거의 먹지 않으셨고 표정없는 얼굴로 온종일 멍하니 계셨습니다. 밤마다 속옷 차림을 한 채 밖에 나가려고 하셨는데 옆에서 엄마를 돌보는 아빠에게는 참 힘든 시간이었습니다.

그렇게 8~9개월을 대학병원에서 처방해 준 약만 먹으며 절망적인 시간을 보내던 중 주변 지인으로부터 김태균 원장님이 운영하시는 자연의원을 알게 되었습니다. 지푸라기라도 잡는 심정으로 아빠를 설득하여 치료를 시작하였습니다. 원장님의 설명을 듣고 일반 식사 대신 유산균 식사를 하며 온열 치료를 주기적으로 받았습니다.

그렇게 치료를 시작한 지 얼마 되지 않아 엄마에게 변화가 보이기 시작했습니다. 온종일 무표정하게 구석에 쪼그리고 앉아 아무 말씀도 안 하시던 엄마가 이것저것 질문을 하며 웃기도 하셨습니다. 원래의 엄마 성격을 조금씩 회복하기 시작한 것입니다.

치매로 인해 대소변을 가리지 못해 며느리가 기저귀를 갈아드렸었는데 치료를 시작한 지 3주쯤 지난 어느 날 엄마가 화장실에서 나오시길래 "어머니, 화장실에서 뭐 하셨어요?" 하고 여쭤보니 "기저귀 갈았지"라고 대답하셨습니다. 그 뒤로 엄마는 기저귀를 떼고 스스로 대소변을 가릴 수 있게 되셨습니다.

자연치료를 시작한 지 한 달이 채 되지 않아 이렇게 놀라운 변화가 일어난 것입니다. 엄마는 이제 사람을 또렷이 알아볼 수 있게 되셨고 다시 과거의 활력을 찾으셨습니다. 그러던 어느 날 사위가 좋아하는 잡채랑 김치찌개를 해주겠다며 음식을 하셨습니다. 1년 만에 먹어보는 엄마 음식이었습니다. 엄마가 해주신 음식을 먹는데 눈물이 왈칵 쏟아졌습니다.

치매는 낫는 병이 아니라는 걸 너무 잘 알고 있었기에 이 모든 변화가 믿어지지 않았습니다. 옆에서 함께 지내시던 아빠는 처음에는 반신반의하다가 엄마의 상태가 점점 좋아지고 그렇게 3개월이 넘어가니 엄마의 회복에 대해 확신하고 대학병원에 가서 엄마의 변화를 말씀드렸답니다. 그런데 교수님은 별 관심 없이 "일시적으로 그럴 수도 있어요. 약 거르지 말고 잘 드세요"라고 하시더랍니다. 아빠는 그때부터 치매약을 중단하게 하셨고, 엄마는 8년이 지난 지금까지도 인지 기능을 잘 유지하고 계십니다.

엄마는 자연의원 해독 프로그램 중에 드셨던 유산균을 일 년간 복용하셨고, 그 이후에는 작은 용량의 유산균을 꾸준히 복용하고 계십니다. 치매약은 전혀 드시지 않습니다. 이제는 연세가 드셔서 가끔 이상한 말씀을 하실 때도 있고 가끔 지각이 부족한 모습을 보이기도 하시지만, 더 나빠지지 않고 그 상태를 8년 이상 유지해 오고 있으니 이보다 더 감사할 수는 없습니다.

현재 이 환자분은 80세입니다. 치료받을 당시는 72세였습니다. 환자의 딸이 기록한 내용입니다.

5.

수액 치료로
자연치료의 기적을 경험하다

수액 치료 효과 첫 번째 이야기(42세, 남자)

이 환자는 초등학교 선생님으로 과로를 많이 하는 편이었는데, 어느 날부터 갑자기 어지럽고, 두통이 있으면서 피로감을 심하게 느꼈다고 한다. 근육통도 생기고 밤에 깊은 잠을 자지 못한다고 했다. 수액 치료를 통해 본인의 몸이 회복되는 것을 느끼면서 감사의 마음과 함께 자신의 변화를 편지로 보내왔다.

김태균 원장님께

원장님, 안녕하세요. ○○○입니다. 수액 주사 3번 맞고서 여러 가지 몸의 변화가 있어서 말씀드리고 싶었어요.

잠을 많이 자고, 밤에는 노곤함을 느끼고 잠드는 것이 행복하다는 것을 깨닫게 되었어요.

눈이 늘 탁했는데, 제가 보았던 제 눈 중에서 가장 맑다는 느낌, 부드럽게 눈이 움직여져요. 침침해지고 초점이 잘 맞지 않았던 것이 많이 좋아졌어요.

왼쪽 손가락이 작년부터 염증이 있는 것처럼 관절이 아팠었는데, 통증이 사라졌어요.

식욕이 생겼어요. 무언가를 할 수 있는 힘이 생겼어요.

수요일에는 새벽 4시에 일어나서 움직일 힘이 있다는 느낌이 들어서 밥을 챙겨 먹고, 소양강변을 한 시간이나 천천히 걸었어요. 너무 감사해서 눈물이 나고 하나님께 감사 기도를 드렸어요.

가슴이 꽉 찬 느낌이 들면서 심장이 편안하게 뛴다는 느낌, 호흡이 답답한 느낌도 사라졌어요.

어제 어머니도 수액 맞고 좋으셨다는 말씀을 누나에게 전해 들었어요. 원장님이 손을 잡아 화장실에 데려다주시고 다시 침대에 눕혀주셨다는 말씀을 듣고 너무 감사해서 눈물이 났습니다. 어머니는 이제 항생제나 진통제를 쓰면 안 될 것 같다는 생각이 늘 있었는데, 어찌할 방도를 몰랐었거든요. 작년 크리스마스 때 예수님께 선물로 드리려고 지금껏 써두었던 시를 모아서 시집을 냈어요. 원장님께서 아주 편안하실 때 읽어주시면 감사하겠습니다. 바울 곁에 누가가 얼마나 큰 위로와 힘이었을까 자연스럽게 묵상하게 되는 하루하루입니다. 감사합니다. 원장님. 힘을 드리고 싶어서 편지를 적어보았어요.

2023. 06. 09. ○○ 올림

o o o

김태균 원장님께

원장님 안녕하세요. 두 번째 편지를 적어보아요.

제게 나타난 몸의 변화를 적어봅니다.

1) 수업이나 강의를 할 때 늘 입이 말라 말하기가 힘들었는데, 입이 마르는 현상이 사라졌습니다.

2) 작년에 너무 과로하면서 머리카락이 가늘어지고 많이 빠졌는데, 머리카락이 굵어지고 힘이 생겼다는 느낌을 받습니다.

3) 손톱이 잘 자라지 않았는데, 손톱의 색깔이 분홍빛을 띠고, 곡선 형태로 두툼해졌습니다.

4) 걷기 운동을 할 힘이 생겨서 강변을 걷고 있습니다.

5) 온몸이 통증 없이 편안함을 유지하며 하루를 지내고 있습니다.

6) 몸이 전체적으로 새롭게 된다는 느낌을 받습니다. 틈틈이 쉬어가며 일하려 노력하고 있는데 이건 습관이 되어있어서 그런지 한 번에 쉽게 고쳐지지는 않는 것 같아요.

간간한 국물 먹기, 소금물 먹기도 열심히 하고 있고, 비타민 C도 잘 챙겨 먹고 있습니다. 누나도, 어머니도 큰 도움이 되고 있는 것 같아 감사해요. 어머니는 이제 지팡이를 버리고 일어서보겠다고 하셨어요. 아내는 바쁜 일정이 끝나고 조만간 가보아야겠다고 해요. 원장님도 더운 여름 힘내셔요. 감사합니다.

2023. 07. 04. ○○ 올림

수액 치료 효과 두 번째 이야기(69세, 여자)
– 수액 치료 효과 첫 번째 이야기 주인공의 어머니

어릴 때부터 병약했던 나는 지금까지 살면서 각종 질병에 시달렸다. 사람들에게 내가 아프다는 걸 다 말하기조차 부끄러웠던 세월을 보냈다. 그중에 내 몸과 마음에 가장 큰 타격을 준 것은 40대 한창 활기차게 일해야 했던 때에 뇌동맥류 수술을 한 것과 2년 전 67세 때 한 허리 수술이었다. 뇌동맥류 수술을 하고 제대로 일어나지도 못하고 집안에서 기어 다니던 세월이 7년이었다. 그때 이후로 몸이 회복될 기미를 보이지 않고 여러 가지 질병에 시달리게 되었다. 폐결핵으로 13개월간 약을 먹었는데, 약을 먹는 동안 입맛을 잃어 몸은 점점 더 쇠약해졌다. 결핵을 치료하고 나니 백반증이 찾아와 치료받기 위해 이 병원 저 병원을 찾아다녀야 했다. 겨우 백반증을 다스리고 나니 양손 엄지를 쓸 수 없는 지경이 되어 숟가락조차 쥘 수 없었다. 건초염이라는 진단을 받고 또다시 수술을 받아야만 했다. 그런 고통 가운데 교회엘 나가게 되면서 마음에 위로를 받으며 일상생활을 할 수 있게 되었다.

그런데 다시 한번 위기가 찾아왔다. 척추관 협착증과 허리디스크로 다리에 감각이 없어지고 가까운 마트는커녕 집안에서 화장실조차 바닥에 앉아 손으로 밀고 가야만 했다. 많은 질병에 시달렸던 나를 걱정하며 척추 수술만은 하지 말자고 가족들이 만류하여 20년 이상을 물리 치료와 진통제로 버텨왔는데 이번에는 마비 증상이 나타나니 어쩔 수 없이 수술을 받을 수밖에 없었다. 다행히 허리 수술은 무사히 마쳤고 수술 후 마비 증상은 사라졌지만 오랫동안 신경이 눌려 있었던 탓인지 걷기가 쉽지 않았다. 양쪽 무릎이 구부러지지 않고 통나무처럼 뻣뻣하여 뻗정다리로 양손에 지팡이를 짚고 걸어야 했다.

허리 통증도 여전히 남아있었지만 그래도 혼자서 화장실에 갈 수 있음에 감사하며 마음으로 내 모습을 받아들이려고 노력했다. 병원에서 처방받은 약을 먹으면 계속 잠이 오니까 일시적으로 통증도 덜하고 해서 약을 먹고 계속 잠을 잤다. 그러나 그런 습관은 얼마 지나지 않아 또 다른 문제를 불러왔다. 계속 누워서 잠을 자니까 역류성 식도염이 생기고 호흡 곤란 증상도 생겼다. 몸도 마음도 많이 힘들어 낙심되었지만 어려운 수술을 무사히 받았고 비록 뒤뚱거리는 모습이라도 내 발로 걸어서 화장실에 갈 수 있으니 이만하면 감사하다며 그때그때 약을 지어 먹으며 살고 있었다.

재활 과정은 무척 더뎠고 처방받은 약을 먹는 동안 어쩔 수 없이 부작용으로 점점 더 기력이 떨어져 잠도 제대로 못 자고 먹지도 못했다. 이런 엄마를 안타깝게 여겼던 막내아들이 누가의원을 소개해 주며 수액 치료를 받아보자고 했다. 처음에는 막내아들이 이러한 치료 방법이 있다고 설명해 주는데 각종 약을 한 보따리씩 타다가 먹어도 고칠 수가 없는데, 우리 몸에 수분을 채워준다고 무슨 뾰족한 수가 있을까 하고 별 기대가 없었다. 자녀들이 먼저 치료를 받아보고 그 효과가 놀랍다고 엄마도 꼭 한 번 받아봤으면 좋겠다고 간청을 하니 한 번만 따라가 주자 하는 마음으로 치료를 받게 되었다.

첫 번째 수액을 맞고 나서 1년 6개월 만에 처음으로 바닥에 앉을 수 있었다. 남들에게는 특별한 일도 아닌데, 허리 수술 후 바닥에 앉는 것이 불가능했던 나에게는 놀라운 변화였다. 수액을 맞으면서 걷는 것이 점점 편해지고 잠도 잘 자게 되고 진통제 없이도 견딜 수 있을 정도로 통증이 호전되는 등 여러 가지 좋은 변화들이 있었지만 가장 놀라웠던 것은 물과 음식을 삼킬 수 있게 되었다는 것이다. 병이 오래되고 약을 많이 먹어서 그런지 음식 삼키는 것이 점점 어려워졌고 물을 삼키는 것도 아주 천천히 억지로 해야 했다. 병원을 방문할 당시에는 양손에 지팡이를 짚고도 제대로 걷질 못했고 밤새도록 통증을 참다가 겨우 새벽에 잠이 들어 오후가 되어서야 겨우 깨어나도 거의 혼수상태와 같아서 물조차 삼키지 못할 지경이었다. 그런데 수액 치료를 받으며 한 주 한 주 지날수록 내 몸에 놀라운 변화가 찾아왔다. 잠도 자게 되고 음식 맛도 알게 되니 식사량이 조금씩 늘게 되었다. 그러다가 뻗정다리 같았던 무릎을 손으로 구부려보니 굽혀지기 시작했다.

너무 신기했다. 늘 집안에서만 생활했고 지팡이 없이는 단 한 발짝도 떼지 못했는데 산책도 조금씩 하게 되었다. 지팡이를 짚지 않고도 걸을 수 있게 된 것이다. 무릎을 구부릴 수 있는 것도, 허리를 굽힐 수 있는 것도, 지팡이를 의존하지 않게 된 것도 참 신바람이 났다. 이런 변화가 나 자신에게도 너무 놀랍고 신기했지만 옆에서 간병하고 재활을 도와줬던 가족들이 가장 놀라고 기뻐했다.

몸이 놀랍게 회복되면서 최근에 했던 가장 큰 일은 김장을 내가 거의 주관해서 해냈다는 것이다. 비록 김장이 끝나고 온몸이 쑤시고 아프긴 했지만 그동안 엄두도 내지 못했던 김장을 내 손으로 직접 해냈다는 것이 정말 기쁘고 감격스러웠다.

하나님의 은혜로 김태균 원장님을 만나게 되어 인생을 새롭게 시작하게 되었다. 치료를 받으면서 온몸에 힘이 생기니 내가 나을 수 있겠다는 소망이 생기고 앞으로 더욱더 건강하게 걷는 내 모습을 생각하니 행복하다.

수액 치료 효과 세 번째 이야기(48세, 여자)

어릴 때부터 몸은 허약체였지만 감사하게도 아주 건강하게 잘 살아가고 있던 나는 2022년 7월 18일, 살면서 처음 겪는 일을 만나게 되었다. 남편과 함께 운동 삼아 집 근처 산에 오르던 도중 갑자기 호흡이 불편해졌다. 천천히 오르면서 안정을 취해봤지만 별 효과가 없었다. 턱까지 차오르는 숨, 빠른 맥박, 손끝이 오그라들었고, 왼쪽으로 오는 마비 증상, 다리와 손의 떨림, 아무리 호흡을 가다듬고 진정을 해 보려고 해도 몸이 말을 듣지 않았다.

응급실에 전화를 걸었는데 코로나 환자로 인해 응급실이 비상 상황이었기에 방문해도 도와줄 수 있는 것이 없다며 봉지를 입에 대고 계속 호흡을 하라는 대처 방법만 알려주고 끊었다. 눈물이 났다. 무서웠다. 밤새 두려움과 고통에 시달리다 다음 날, 열이 오르고 급체 증상까지 생겨 급히 병원엘 갔다. 여러 가지 검사 결과 코로나19가 확진됐다. 몸은 여전히 괴로웠지만 코로나19로 인한 갑작스런 몸의 변화였구나 생각하며 조금은 안심하며 집으로 돌아와 격리 기간에 돌입했다. 고열과 함께 몸이 내 몸이 아니었다. 온몸에 기운이 빠지고 숨이 가빠서 걷는 것조차 힘들었다.

그동안 해오던 자연스런 일상을 아무것도 할 수 없었다. 심지어 세수하고 머리를 감는 것, 물을 마시는 것도 힘들었다. 격리 기간 이후 자연스럽게 원래 상태로 몸이 회복될 줄 알았으나 그렇지 못했다. 음식을 먹지 못했고 기운 빠지는 증상들이 계속 이어졌다. 코로나19 후유증이 무섭다고 들었지만 이렇게까지 힘들 줄은 몰랐다. 그렇게 병원에서 처방해 주는 약을 먹으며 견뎌야 했다. 이전의 일상을 전혀 살아낼 수 없었다. 조금만 움직여도 숨이 차고 집안일을 하는 것이 너무 큰 일이 되어 버렸다. 너무 황당한 것은 횡단보도를 건널 때 신호등 시간에 맞게 건널 수 없음이 너무 괴롭고 자괴감이 들 정도였다.

계속되는 심장 두근거림, 호흡 곤란, 손 저림, 왼쪽이 굳어지는 현상, 밥을 먹으면 바로 체하는 등 해석되지 않는 증상들이 계속되었다. 증상이 생길수록 검사란 검사는 점점 늘어났다. 하루를 지내다 과호흡이 오면 일하러 나간 남편을 급히 불러야 했다. 119도 불렀다. 그러나 병원에서는 해줄 것이 없다고 집에 가서 안정하라는 대답뿐이었다. 이런 일이 반복되니 소망도 없고 너무 괴로웠다. 일하는 게 무섭고 자는 게 두려웠다.

내과에서 흉부 엑스레이 검사, 혈액 검사, 소변 검사를 하고 심장내과에서는 심전도, 초음파, 24시간 홀터 검사, 혈액 검사 등을 했다. 증상이 있을 때마다 병원을 찾아 하소연하며 지푸라기라도 잡고 싶은 심정으로 힘든 몸을 이끌고 다녔다. 결국 모든 증상은 코로나19로 인한 바이러스의 공격으로 자율신경계에 영향을 미친 것 같다는 말씀 외에는 정확한 진단도, 뚜렷한 해결 방법도 없었다.

"언제나 회복될까요?"라고 묻는 환자의 질문에 아무도 명확한 답을 내려주지 못했다. 그러는 사이 시간은 6개월이나 흘렀고 나의 몸과 마음이 다 지칠 때쯤, 지인으로부터 누가의원을 소개받았다. 몸만 나을 수 있다면 무엇이든 해보고 싶은 심정으로 병원을 찾아갔다. 처음 방문 때 원장님은 그동안의 경위를 들으시더니 따뜻한 위로와 공감을 해주셨다. 그것만으로도 벌써 몸이 낫는 것 같았다. 현재 내 몸 상태에 대한 원장님의 의학적 설명과 해결 방법에 대한 설명을 듣고 마음에 신뢰가 생겨 무엇이라도 따라 하고 싶었다.

처음 2~3회 수액 치료를 받으면서 조금씩 호전되는 몸의 변화를 느낄 수 있었고 일주일에 한 번씩 병원을 방문했다. 처음엔 이걸 한다고 나아질까 싶었지만 믿고 가보기로 했다. 감사하게도 치료 과정을 거듭할수록 몸이 무언가 새로운 반응을 일으키는 것 같았다. 가벼워지기도 하고 일상을 사는 힘도 생겼다. 그렇게 몸은 점점 회복되어 결국 그렇게 바라던 일상의 삶으로 돌아올 수 있었다.

죽을 것 같은 코로나19 후유증으로 인해 누가의원 김태균 원장님을 만나 얻게 된 가장 큰 선물은 건강의 근본적인 원리를 알게 된 것과 그동안 나의 삶과 마음이 그 건강의 원리에서 벗어나 있음을 깨닫고 인정하게 된 것이다. 나 자신의 감정에 휩싸이지 않고 좀 더 객관적으로 상황을 파악하고 마음을 컨트롤할 수 있게 되었다. 최선을 다해 진료해 주신 원장님께 너무 감사드린다. 코로나19 확진으로부터 벌써 1년 5개월, 그동안 지나온 시간을 돌아보며 회복된 나의 몸과 마음 그리고 일상생활이 그저 감사하기만 하다.

수액 치료 효과 네 번째 이야기(46세, 남자)

저는 약 3년 전부터 원인을 알 수 없는 소화불량에 시달렸습니다. 제가 거주하던 곳이 병의원 시설이 낙후된 해외 지역이었기 때문에 제

때에 치료를 받지 못했습니다. 오히려 그 지역의 민간요법 치료로 인하여 병이 악화되었고, 결국 해외 일을 접고 국내에 입국해야만 했습니다. 입국 후 대학병원을 시작으로 많은 병의원을 다니며 다양한 치료법을 접했습니다. 대학병원의 CT 촬영에도 특별한 문제는 없다 하여 많은 양의 기능성 소화불량 약을 복용하였고, 유명한 한의원들의 침술과 한약은 물론, 병원 이외의 다양한 치료법도 시도해 봤습니다. 그렇지만 복부 전체가 딱딱해지고, 물도 제대로 마실 수 없을 정도로 증상이 악화되면서 일상생활이 불가능할 정도가 되었습니다. 그러다 춘천 누가의원의 수액 치료를 소개받아 뭐라도 잡아야겠다는 마음으로 왕복 8시간의 거리를 오고 가며 치료를 받았습니다.

원장님의 자세한 설명이 있었고, 병원 전체가 환자의 아픔에 공감하는 모습이어서 마음이 편했습니다. 치료를 시작하고 두세 번의 수액 치료는 몸 전체의 컨디션을 상승시켜 주는 효과가 있었습니다. 그리고 이후 약간 소강상태에 빠진 것 같았는데 아마 이때부터 제 질병의 원인에 직접적인 효과를 전달하는 시기였던 것 같습니다. 인내심을 갖고 원장님이 약속한 횟수의 수액 치료를 마칠 때쯤에는 소량이지만 음식물 섭취가 가능해졌고 딱딱했던 복부도 서서히 풀리기 시작했습니다. 너무 오랜 시간 먹지 못하고 고생을 해온 터라 치료에 반응하여 몸이 회복되고 있음이 신기했습니다. 무엇보다 기쁜 것은 이 질병은 절대 고쳐지지 않을 거라는 절망에 빠져있었는데 수액 치료를 통해 호전되는 몸 상태를 보며 고칠 수 있겠다는 희망이 생겼다는 것입니다.

수액 치료를 받으면서 얻은 가장 큰 효과는 음식물을 섭취하든, 단식을 하든 사라지지 않던 통증이 이제는 과식만 하지 않으면 나타나지 않는다는 것입니다. 그동안 저를 보면서 걱정해 주던 지인들이 수액 치료로 좋아진 저의 모습에 놀라며 함께 기뻐해 주십니다. 아직 과거의 건강한 몸 상태로 회복되지는 않았지만 음식물 조절과 규칙적인 식생활 등을 병행하면서 일상생활에 크게 지장을 받지 않는 정도가 되었습니다.

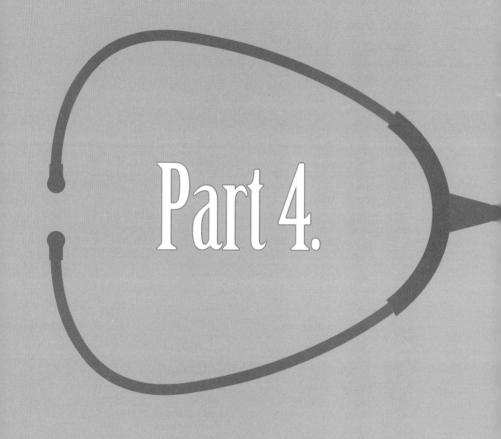

Part 4.

굿닥터 김태균 원장의
57가지 자연치료 비결°

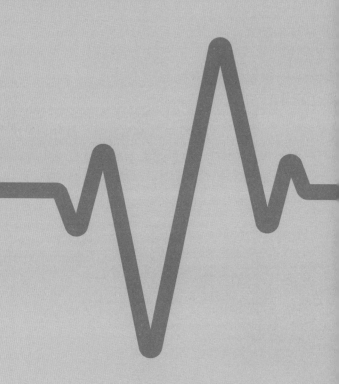

— 자연치료가 난치환자를 살린다!

마음의 문제를 제외하고 환자 치료에 있어서
가장 중요한 것을 꼽는다면 그것은 바로 '해독'이다.
즉, 독소를 비워내는 것이 치료의 시작이라고 할 수 있다.

- 『굿닥터』 김태균 원장

1.   수액 치료

세포 건강을 위한 기본 환경, 간질액

우리 몸의 자연치유력 회복을 위해서 우선 생각해봐야 할 것은 내 몸속 환경이다. 환경이 좋아야 세포들이 정상적인 활동을 할 수 있고 그 결과 몸이 건강해질 수 있기 때문이다. 몸속 환경이란 우리 몸에서 가장 많은 부분을 차지하고 있는 물이다. 우리 병원에 새로운 환자가 오면 시간이 걸려도 반드시 해주는 짧은 강의가 있는데 그것은 바로 세포 건강을 위한 기본 환경인 간질액에 대한 이야기다.

우리 몸은 약 70조 개의 세포로 이루어져 있다. 이 세포들은 혈액으로부터 산소와 각종 영양소를 받아서 에너지를 만든다. 세포들의 건강은 곧 내 몸의 건강이다. 세포들이 건강하기 위해서는 혈액으로부터 산소와 영양소를 잘 공급받아야 하고 세포 내에 생긴 노폐물들을 잘 배출해야만 한다. 이것은 우리의 생명을 유지하고 건강하기 위한 기본적이며 필수적인 과정이다. 그런데 이 활동을 가능케 하는 것이 바로 우리 몸을 채우고 있는 물이다. 우리 몸 안에 채워져 있는 물을 체액이라고 부른다. 보통 성인은 체중의 60%, 아이들은 체중의 70%, 노인은 체중의 50~55%가 물이다.

체액은 세포 안의 물과 세포 밖의 물로 나뉘는데, 세포 안의 물이 40%, 세포 밖의 물이 20%를 차지한다. 이것을 형상으로 떠올려 보면 몸이라고 하는 커다란 저수지 안에 세포라고 하는 작은 물주머니 70조 개가 떠 있는 것 같은 모양이다. 온통 물 천지라고 해도 과언이 아니다. 세포 밖의 물은 혈액 속의 물인 혈장이 5%, 세포와 세포 사이를 채우고 있는 물인 간질액이 나머지 15%를 차지한다.

체중의 60%가 물이다
세포 안 40% (세포내액) / 세포 밖 20% (세포외액)

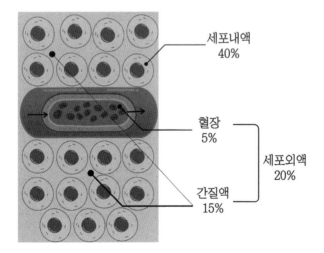

세포내액
40%

혈장
5%

세포외액
20%

간질액
15%

굿닥터

여기서 꼭 알아야 할 사실이 있다. 바로 간질액이 맹물이 아니라
는 것이다. 간질액은 물이지만 그냥 맹물이 아니라 0.9% 소금물이
다. 땀이나 코가 입에 들어가면 짭짤한 맛이 나는 것은 이 간질액이
나오기 때문이다. 응급실에 가면 일단 수액 주사를 맞으면서 검사
를 하는데 이때 들어가는 것이 0.9% 소금물인 생리식염수 즉, 간질
액과 같은 물이다. 다양한 증상으로 우리 병원에 오는 환자들에게
나는 상당히 많은 양의 수액 주사를 주는데 이것은 부족한 간질액
을 보충해 주기 위한 것이다.

간질액(15%) 0.9%소금물
혈관과 세포 사이의 택배길

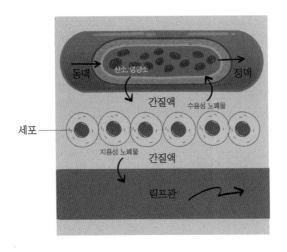

이 간질액이 바로 세포 건강을 위해 아주 중요한 물이다. 간질액
은 혈관과 세포 사이를 연결하는 통로와 같다. 동맥피에 풍부하게

실려 있는 산소와 각종 영양소들은 일차적으로 혈액으로부터 간질액으로 이동된다. 간질액에서 다시 세포로 이동되어 에너지를 만드는데, 이 과정에서 노폐물이 생긴다. 세포는 이 노폐물들을 제거하기 위해 세포 주변을 채우고 있는 간질액에 버린다. 이렇게 버려진 노폐물들 가운데 수용성 노폐물은 정맥으로 들어가고, 지용성 노폐물은 림프관으로 들어간다.

이들은 각각 이동하다가 심장 가까이에 이르면 서로 합쳐져서 심장으로 들어가고 폐를 거쳐 신선한 산소를 받아 온몸으로 다시 나간다. 우리 몸은 이런 순환을 48초마다 계속하고 있다.

이 과정이 원활히 이루어지기 위해서는 간질액이 풍부해야 한다. 간질액은 혈액과 세포 사이를 연결하는 중요한 수단(택배길)일 뿐 아니라 혈액량을 풍부하게 하고 세포를 건강하게 기능하도록 돕는 중요한 물이다. 간질액이 풍부한 상태의 근육은 말랑말랑하고 부드럽고 눌러도 아프지 않다. 그런데 간질액이 부족해지면 근육이 점점 말라서 마치 육포와 같은 상태가 된다. 이런 상태의 근육은 딱딱하고 손가락으로 눌러보면 많이 아프다. 우리 몸은 산소가 부족하면 통증을 느끼는데, 간질액 부족으로 인해 산소 전달이 잘 안 되니 그 부분이 아픈 것이다.

간질액 부족이 심하면 위벽도 바짝 말라서 음식을 먹고 싶은 마음이 없어지고 소화도 안 된다. 입안이 바짝 말라 있으면 아무리 맛

있는 음식이 눈앞에 있어도 그 상태로는 음식을 먹을 수 없는 것과 같다. 이럴 때는 반드시 물 한 모금이라도 입을 축여야 음식을 먹을 수 있다.

간질액 부족 증상은 여러 가지로 올 수 있다. 기력 저하, 근육통, 관절통, 두통, 손발 저림 및 시림, 식욕 저하, 어지럼, 불면증, 변비, 신경 예민, 안구 건조, 각종 염증, 면역력 저하 등 다양하게 나타난다.

이렇게 중요한 간질액이 부족해지지 않으려면 어떻게 해야 할까?

첫째, 몸 안에 있는 간질액을 감소시키는 식습관을 버려야 한다.
우리가 일상생활 속에 늘 가까이하는 커피는 우리 몸속 간질액을 끌고 나가는 대표적인 물질이다. 액체를 마셨는데, 실상은 내 몸의 물인 간질액을 끌고 나가버리는 것이다. 커피를 하루 여러 잔 마시면서 "나는 그나마 커피 때문에 산다"고 하는 분들이 있다. 그런데 알고 보면 아니다. 카페인으로 잠시 기운이 나는 것 같지만 우리 몸은 점점 말라가고 있고 커피 없이는 못 사는 몸이 된 것이다. 악순환이 계속되는 것이다. 술도 간질액을 말려버린다. 알콜로 인해 잠깐 혈액 순환이 잘 되는 것처럼 느끼지만 몸의 수분이 점점 말라가고 있음을 알아야 한다. 이 역시 악순환을 만든다.

둘째, 평소 간질액을 잘 공급해줘야 한다.

병원에서는 수액을 맞음으로써 간질액을 보충해 줄 수 있지만 매일 수액을 맞을 수는 없다. 그래서 평소에는 환자 자신이 입으로 보충해 주어야 한다. 다시 말하면 수액을 마셔야 한다는 것이다. 수액을 마신다는 것은 링거액을 따라 마시라는 말이 아니다. 입으로 마시는 수액이란 맹물이 아니라 간이 되어있는 물, 즉 다양한 국 국물, 동치미 국물, 오이지 국물 또는 간이 맞는 소금물 등을 말한다.

이런 물을 평소에 잘 마심으로써 간질액의 양을 적절히 유지하게 되면 피부도 좋아지고 소화도 잘되고 각종 통증 경감, 숙면 등 여러 가지 효과를 볼 수 있다.

나트륨이 안 좋다는데 그렇게 많이 먹어도 되나?

각종 국 국물, 동치미 국물 등을 많이 먹으라는 나의 설명을 듣는 순간 모든 환자들이 '나트륨이 안 좋다는데 그렇게 많이 먹어도 되나?'라는 생각을 한다. 요즘 전 국민적으로 저염식 운동을 하니 국을 먹을 때 건더기만 먹거나 아예 국 자체를 안 먹는 사람들도 많다. 이렇게 된 것은 TV 건강 프로그램, 유튜브 그리고 병원에 갔을 때 나트륨에 대한 의사들의 설명 때문이다. 거의 전 국민적으로 세뇌되었다고 해도 과언이 아니다.

지금 당장 인터넷을 검색해 보면 체내 나트륨 농도가 높아지면 고혈압, 심장병, 위암, 골다공증, 만성신부전 등이 생길 수 있으니 국은 건더기 위주로 먹고, 나트륨이 많이 들어간 찌개보다는 국을 먹어라, 국 양을 줄여라, 소금이나 간장, 된장, 고추장 등의 양념 사용을 줄여라 등등 나트륨을 먹지 말라는 수많은 글이 쏟아져 나온다. 어떤 글에서는 '혈관을 겨누는 화살, 나트륨'이라는 표현까지 쓰면서 나트륨을 거의 독소 수준으로 표현하고 있다.

세계보건기구에서는 성인의 최소 필요 나트륨은 600mg(소금 1.5g) 정도며 하루 2,000mg(소금 5g)이 넘지 않도록 권장하고 있다. 이런 권고사항들이 맞는지 틀리는지를 따지기 전에 이게 과연 실천 가능한 얘기인지 묻고 싶다. 라면 한 봉지에 2,100mg, 짬뽕 한 그릇에 4,000mg, 식사 후 즐기는 커피 한 잔에도 최소 5mg에서 최고 300mg의 나트륨이 들어있는데 어떻게 하루 세끼에 2,000mg 정도의 나트륨을 섭취하며 살 수 있단 말인가. 전혀 가미를 하지 않은 식물성 식품이나 동물성 식품에도 나트륨이 들어있으니 결국 조리 시에 소금을 아예 넣지 말라는 얘기와 같다. 과연 그렇게 저염을 하면 고혈압도 낫고, 당뇨병도 좋아지고 건강해지는 것일까?

나는 이 모든 이야기에 전혀 동의하지 않는다. 우리 몸의 생존을 가능케 하는 체액의 농도가 우리 스스로 계산해서 공급할 수 있도록 만들어져 있지 않기 때문이다. 우리 몸의 복잡하고도 정교한 시스템 안에서 체액의 농도는 자동으로 조절되도록 만들어져 있다.

저염을 권장하는 이런 이야기들 속에는 커다란 오류가 있다. '나트륨의 양'을 기준으로 삼았다는 것이다. 세계보건기구에서 말하는 것처럼 '소금 몇 그램'이라고 하는 나트륨의 양이 기준이다. 양이 기준이 되면 반찬을 3가지 먹을 때와 10가지 먹을 때 나트륨의 양이 차이가 많이 나기 때문에 반찬을 많이 또는 여러 가지 먹을 때는 각각을 싱겁게 먹어야 한다. 그래서 하루 먹을 수 있는 나트륨의 양을 맞추기 위해 저염을 하라고 끊임없이 강조하는 것이다. 그런데 우리 몸은 나트륨 양에는 관심이 없다. 오직 농도에만 관심이 있다.

일상의 예를 통해서 이 사실을 증명해 보겠다.

친구들과 만나 즐겁게 점심 식사를 했는데, 자꾸 목이 말라 물을 여러 컵 마시는 경우가 있다. 이렇게 자꾸 물이 땡기면 사람들은 물을 마시면서 이렇게 말한다.

"나 오늘 짜게 먹었나 봐."

짜게 먹었다는 것을 어떻게 알았는가. 나트륨 양을 계산해서 알게 된 것이 아니다. 물이 자꾸 먹히는 걸 보면 짜게 먹은 거다. 이때 물을 마시면 물이 달고 시원하고 너무 좋다. 한두 컵을 연거푸 마시고 갈증이 가라앉고 나면 조금 전까지 그렇게 달고 맛있던 물이었는데, 한 컵을 더 마시려고 하면 토할 것 같은 느낌이 들 정도로 마시기 힘들다. 체액의 농도를 감시하는 뇌에서 이제는 농도가 맞으니 그만 마시라는 신호를 보내기 때문이다.

그 반대 예를 들어보자.

더운 여름에 건설현장에서 일을 하거나 군인들이 행군을 하게 되면 소금을 나눠준다. 더운 날씨에 일을 하거나 걷다 보면 땀이 비 오듯 흘러내린다. 땀과 함께 나트륨이 계속 빠져나오는 것이다. 그런데 이때 너무 덥고 힘드니 생수를 계속 마신다. 그렇게 시간이 지나다 보면 속이 메슥거리며 기력이 빠지고 쓰러지게 된다. 저나트륨혈증 상태가 된 것이다. 이런 위험에 빠지지 않도록 미리 소금을 나눠주는 것이다. 중간중간 소금을 섭취해서 저나트륨혈증에 빠지는 것을 방지하게 하는 것이다.

우리가 매일 먹는 음식으로 돌아가 보자.

음식을 만들 때는 소금을 내 마음대로 넣지 않는다. 반드시 간을 맞춘다. 간이 바로 농도다. 소금의 양이 얼마가 되었든 물과의 비율이 적절하면 먹기 좋은 간이 된다. 국이 짜면 물을 조금 더 부으면 된다. 대부분 사람들이 "간이 잘 맞네요"라고 하는 음식의 염분 농도는 염도 0.6% 정도다. 이렇게 간을 다 맞춰 음식을 만들었다면 그 음식을 3가지 먹든, 10가지를 먹든, 심지어 30가지를 먹든 섭취하는 나트륨의 양은 많아지지만 농도는 여전히 염도 0.6%이기 때문에 아무런 문제가 없는 것이다. 그러다 조금 짜게 먹었으면 목이 마르게 되고 물을 마시면 해결된다.

건강을 위해 물이 중요하다는 사실은 대부분 알고 있다. 열심히 건강을 관리하는 사람들은 하루에 2리터 정도의 물을 마시기도 한다. 그런데 많은 양의 맹물을 매일 열심히 마시게 되면 몸이 점점 무기력해지고 몸이 차지고 염증이 잘 생기게 된다. 아무튼 우리 몸은 간이 맞는 물을 원하고 간이 맞는 물이 간질액으로 잘 흡수가 되어 순환하는 물이 된다.

이제 우리의 머릿속에서 나트륨이 나쁘다는 생각을 지워버리자. 그리고 적절하게 나트륨이 포함되어 간이 맞는 물을 많이 마시자. 그러면 우리 몸의 70조 개의 세포들이 춤을 추며 주인의 건강을 위해 즐겁게 일해 줄 것이고 그만큼 자연치유력이 활성화될 것이다. 그리고 좀 더 젊게, 좀 더 활기 있게 살아가게 될 것이다.

2.

해독 치료

치료의 시작, 해독

환자를 치료하는 데 있어서 가장 중요한 것은 마음이다. 환자의 마음 상태에 따라 치료의 결과가 아주 달라지기 때문이다. 긍정적이고 기대감을 가진 환자일수록 결과는 그만큼 성공적이 된다. 마음이 무너진 사람을 일으킨다는 것은 불가능하다고 해도 과언이 아니다. 그래서 나는 환자를 볼 때, 가장 먼저 그의 말을 충분히 듣고 마음에 의지와 소망을 품게 하려고 노력한다.

마음의 문제를 제외하고 환자 치료에 있어서 가장 중요한 것을 꼽는다면 그것은 바로 '해독'이다. 즉, 독소를 비워내는 것이 치료의 시작이라고 할 수 있다. 현대인들은 사방에 널려있는 먹거리들을 거의 매일 과잉 섭취하고 있다. 그러나 그 먹거리들 속에 우리가 원하는 좋은 영양소들이 얼마나 들어있을까?

우리가 매일 먹는 쌀의 수확 과정을 살펴보자. 화학비료를 주고 제초제, 살균제와 살충제를 희석한 농약을 여러 번 살포해야 쌀을 수확할 수 있다. 고추도 10회 이상 농약을 살포해야 수확할 수 있고 과일 역시 여러 번의 농약 살포 과정을 거치지 않고는 정상적으로 수확하기 힘든 실정이다. 농작물뿐 아니라 육류, 밀가루 가공식품, 소시지와 햄 등의 육가공식품과 같은 수많은 가공식품 속에는 방부제, 착색제, 발색제, 표백제 등 600여 종의 화학 물질이 첨가되어 있다. 한국인 1인당 연간 24.69kg의 식품첨가물을 섭취한다고 하니 놀라지 않을 수 없다.

이처럼 현대인들의 먹거리는 농작물의 과잉 경작, 과도한 농약과 살충제 사용, 유전자를 조작한 종자 파종, 식품첨가물 등으로 인하여 영양 결핍, 독소 과잉 상태의 식품이 대부분이다. 이런 독소 범벅인 음식을 먹고도 하루하루 별문제 없이 살아갈 수 있는 것은 우리 몸의 위대한 해독 시스템이 이 독소들을 처리해 주기 때문이다. 그러나 시간이 흐르면서 그 해독 시스템도 넘치는 독소를 다 처리하기에는 역부족인 상태에 이르게 되고 결국 몸은 병들게 된다. 몸에 이상이 오면 갖가지 검사를 한 뒤 대개 항생제를 비롯한 많은 약을 복용하게 되는데 이 화학 약물 역시 우리 몸에 독소를 쌓는 데 일조하는 경우가 많다.

현대를 살아가고 있는 우리들의 몸은 필요한 영양소 대신 독소로 채워진 식사와 환경의 독소, 스트레스로 인하여 매일매일 몸살을 앓고 있다. 두통, 변비나 설사, 알레르기 증상, 과체중, 우울증, 불안, 갖가지 통증, 나이보다 빠른 피부 노화, 만성피로 등 우리 몸이 처리하지 못한 독소로 인하여 발생하는 증상은 아주 다양하게 나타난다. 해독을 하지 못하여 나타나는 흔한 결과 중 하나가 바로 염증이다. 암이나 당뇨병, 자가 면역 질환 등에 만성 염증이 관련되어 있음이 밝혀지고 있는데 결국 그 많은 질환들이 우리 몸의 독소로 인한 것임을 말해주는 것이다.

질병으로 인한 여러 가지 불편한 증상들을 없애기 위해 갖가지 약물을 복용하는 대증요법으로는 질병을 완치할 수 없다. 질병의 근본 원인인 독소를 제거하는 데서부터 질병 치료가 시작된다. 그래서 나는 우리 병원에 오는 환자들에게 가능하다면 해독 치료를 받게 한다. 좋은 약을 사용하기 전에 먼저 몸 안에 있는 독소를 제거해야만 그 다음 치료들이 효과를 볼 수 있기 때문이다. 일정 시간 장을 비우고 유산균과 같은 좋은 미생물을 채워줌으로써 장 상태를 건강하게 회복시키고 과도하게 섭취된 음식을 소화하느라 낭비되던 에너지를 해독 시스템에 돌려줌으로써 온몸을 해독하면 그 효과는 놀랍고도 다양하게 나타난다.

심한 아토피 피부염으로 잠을 자지 못하여 몸무게가 10kg이나 감소하고 우울증까지 겪게 된 20세 여자 환자가 진료실에 들어왔다. 그리고는 힘없는 목소리로 자신의 증상을 얘기한 후 나에게 "선생님, 잠 좀 자게 해주세요"라며 간절하게 매달렸다.

최○○(여/20세) 아토피 피부염

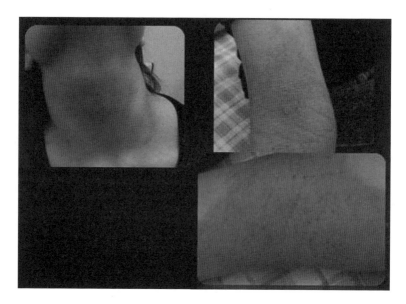

치료 전(10월 10일)

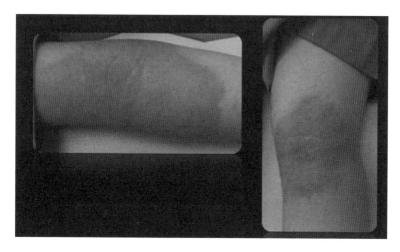

치료 4일째(10월 14일) / 왼쪽 사진) 팔, 오른쪽 사진) 무릎 뒤

굿닥터

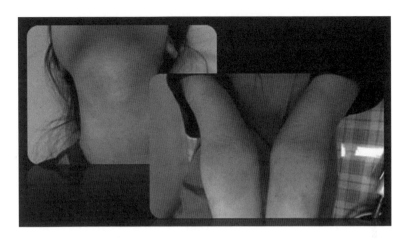

치료 한 달 후

진료해 보니, 팔과 무릎 뒷부분이 심한 염증 상태로 열감과 가려움증 때문에 쉽게 잠을 자지 못했던 것이었다. 그래서 이 환자에게 해독 치료를 시행하면서 체온을 올려주고 피부 증상이 심한 부위에 국소적인 치료를 진행했다. 치료 30일 만에 증상이 거의 다 호전되어 잠도 잘 자고 체중도 3*kg* 증가했다.

권○○(남/50세) 고지혈증

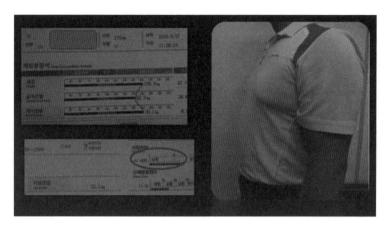

프로그램 시작 전

어느 날, 키 175cm, 몸무게 109kg으로 고도비만 상태인 남자 환자가 지방간(간 수치가 정상의 5배 이상 증가된 상태)과 심한 고중성지방혈증을 치료하고 싶다며 내원하였다.

<내원 당시 검사 결과>

키: 175cm, 체중: 108.9kg / 내장지방: 14

간 수치: AST 177U/L(정상은 40 이하),
          ALT 216U/L(정상은 41 이하)

중성지방: 429mg/dL(정상은 150 미만)

그 환자에게도 역시 해독 치료부터 시작하였는데 1개월 만에 몸무게가 7.3kg 감소하고 간 수치와 중성지방 수치가 반 이하로 뚝 떨어졌다. 어떤 약도 사용하지 않고 해독 치료만으로 얻은 결과였다.

<프로그램 진행 후 검사 결과>

체중 5.4kg, 체지방 7.3kg 감소 / 내장지방: 12로 감소

간 수치: AST 64U/L, ALT 118U/L

중성지방: 223mg/dL(고지혈증 개선)

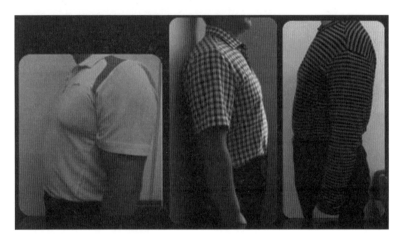

| 프로그램 시작 당시 모습 | 20일 후 | 2개월 후 |

치료를 진행하면서 외모가 현저히 달라졌다. 2개월 후 검사에서 간 수치가 조금 올라갔는데, 이는 검사 전 2주 동안 심한 추위 속에서 텐트를 치고 생활하며 고생했다고 하는데 그로 인해 간에 무리가 되었기 때문으로 보인다. 중성지방은 거의 정상으로 내려온 것을 볼 수 있다.

신○○(여/42세) 자궁내막증식증으로 인한 하열 비만

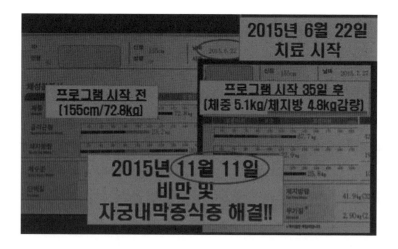

2015년 6월 22일
치료 시작

프로그램 시작 전
(155cm/72.8kg)

프로그램 시작 35일 후
(체중 5.1kg/체지방 4.8kg감량)

2015년 11월 11일
비만 및
자궁내막증식증 해결!!

고도비만과 자궁내막증식증에 의한 하혈 증상으로 다니던 직장까지 사직해야 했다. 대학병원에서 치료를 받다가 호전이 없어 자궁 적출 수술을 권유받은 42세 여자 환자는 5개월 만에 비만과 자궁내막증식증이 모두 해결되었고 다시 직장생활을 할 수 있었다.

내 몸 안에 가득한 독소를 제거하는 해독이야말로 모든 치료의 시작이다. 먼저 독소를 비워내고 몸에 필요한 영양소를 채워주면 대부분의 건강 문제는 해결될 수 있다. 아무리 좋은 기계도 정기적으로 청소해 주고 기름칠을 해줘야 오래오래 문제없이 사용할 수 있듯이 우리 몸 또한 해독과 영양소 공급을 통해 건강하게 장수할 수 있는 것이다. 영양소 결핍, 독소 과잉의 먹거리와 오염된 환경, 심한 스트레스에 시달리는 현대인들에게 몸에 좋은 것을 찾기 전에 내 몸에 있는 독소를 해결하려는 노력이 절실히 필요하다.

면역력과 해독의 열쇠, 장(腸, gut)내 미생물

우리 몸 안에는 태어나서 죽을 때까지 몸을 스스로 치료하고 회복할 수 있는 자연치유력이 있다. 이것은 약 2,500년 전에 살았던 히포크라테스 시대부터 알고 있던 사실이다. 이 자연치유력을 잘 유지하기만 한다면 누구나 질병 없이 장수할 수 있다.

이러한 몸속 자연치유력을 유지하기 위해 필수적인 요소는 면역력과 해독 기능을 유지하는 것이다. 몸속에 독소가 쌓이고 필요한 영양소들의 공급이 잘되지 않으면 해독 능력과 면역력이 떨어지면서 결국 갖가지 불편한 증상이나 질병에 시달리게 된다. 이때 질병이 오게 된 근본 원인을 해결하지 않고 증상을 없애기 위해 약을 복용하게 되면 독소가 더욱 쌓이면서 또 다른 불편함들이 더해지게 되는 것이다. 그런데 우리 몸에서 이 면역력과 해독 기능을 담당하는 중요한 기관이 바로 장이다.

미국의 유명한 심장내과 전문의로서 해독 치료 전문가인 알레한드로 융거 박사는 그의 저서 《클린 거트》에서 모든 질병에 공통된 뿌리가 바로 장(腸, gut)의 기능 장애라고 밝히면서 장 건강을 회복하는 것은 가장 강력한 예방의학이라고 말한다. 또한 장 건강 회복은 무기력증, 불면증, 건조하고 부서지기 쉬운 모발과 손발톱, 성욕 감퇴, 두통 같은 가벼운 증상부터 제2형 당뇨병, 비만, 자가 면역 질환, 심장 질환, 불임 같은 심각한 건강 문제에 이르기까지 다양한 질병을 고칠 수 있고 평생 건강을 유지할 수 있는 비결이라고 말한다.

나는 지난 수년간 갖가지 난치 질환으로 우리 병원을 찾아온 많은 환자들을 통해 알레한드로 융거 박사의 주장이 사실임을 확인했다.

장은 대표적인 면역기관으로서 장 점막과 그 주변에 인체면역계의 70~80%가 집중되어 있어 외부 유해물질에 대한 1차 방어막 역할을 한다. 또한 장에는 뇌보다도 더 많은 신경 세포가 분포되어 있어 '제2의 뇌'라고 불린다. 따라서 장이 건강하지 못하면 외부에서 침입한 유해세균들을 막지 못하고, 들어온 음식물들을 분해·흡수하는 기능이 떨어지고 노폐물들이 쌓여 독소가 발생하게 된다. 이 독소들은 손상된 장 점막을 타고 온몸을 돌면서 갖가지 문제들을 일으키게 되는 것이다. 이렇게 중요한 장을 건강하게 하고 기능을 유지하게 하는 생명체들이 있는데, 그것은 바로 장내에 살고 있는 어마어마한 수의 미생물들이다.

미 국립보건원 산하 인간 게놈 연구소에서는 전 세계 200여 명의 연구원을 동원해 2008년부터 5년간 '인간미생물군집프로젝트(HMP, Human Microbiome Project)'를 진행하여 2012년도에 총 17편의 논문을 내놓았다. 그 주요 내용을 살펴보면 인간의 몸속에 공생하고 있는 미생물이 자그마치 1,000조 마리나 되며 이 미생물들은 우리 몸의 면역 유지뿐 아니라 태아 성장에 이르기까지 인간 건강과 관련된 수많은 작용을 하고 있다고 한다. 그 미생물들 가운데 가장 많은 연구가 이뤄져 있고 중요한 것은 장내 미생물로서 총 무게가 1kg이나 된다. 이 장내 미생물 가운데 유익균이 우세한가, 유해균이 우세한가에 따라 우리 몸의 건강이 좌우되는데, 유익균의 대부분은 유산균임이 밝혀지면서 유산균에 대한 관심이 높아지고 있다.

유산균이 우리 몸의 건강에 미치는 효과들은 매우 놀랍다. 이들은 우리 몸속에서 장내 독소 생성 억제, 면역 증강, 항암 작용, 비타민 생성, 해독 작용, 혈중 콜레스테롤 저하, 비만 예방, 피부 미용 효과 등 다양한 역할들을 수행함으로써 우리 몸의 건강을 지켜주고 있다. 이렇게 다양하고 유익한 효과를 나타내는 미생물들이 장 속에 충분히 살게 되면 우리 몸은 면역력과 해독 능력이 좋아질 뿐 아니라 만성피로부터 알레르기 질환, 여러 가지 대사 질환들까지 회복될 수 있다. 그러나 안타깝게도 현대를 살아가는 대부분의 사람들은 매일 섭취하는 음식물 속에 들어있는 갖가지 식품첨가제, 중금속, 술과 담배, 카페인 등 수많은 독성 물질과 항생제를 비롯한 갖가지 화학 약품, 과도한 스트레스, 미세 먼지, 환경오염 등으로 인해 장내 유익균들이 죽고 오히려 유해균이 더해지면서 면역력과 해독 능력이 날이 갈수록 저하되고 있다.

오늘까지 수백 명이 넘는 환자들에게 유산균을 이용한 해독 치료를 시행해 오면서 그 효과로 인해 치료자나 환자 모두 놀라움을 금치 못하고 있다. 몸속 독소가 제거되고 면역력이 안정화되면서 알레르기 비염, 아토피 피부염 등이 한두 달 만에 해결되고, 고지혈증, 지방간, 혈당 수치가 괄목할만하게 떨어진다. 특히 비만으로 인해 당뇨, 고혈압, 고지혈증 등의 대사 질환이 해결되지 않던 환자들이 체지방이 감소되면서 대사 질환이 호전되는 사례들이 계속 이어지고 있다. 이 프로그램을 시작할 당시, 나의 목적은 질환을 해결하는 것이었는데 그 과정에서 모든 환자들이 체지방이 감소하고 기초대사량이 증가하는 다이어트 효과를 얻었다.

살아있는 미생물을 이용한 다이어트의 장점은 식성이 바뀌고 요요 현상 없이 효과가 오랫동안 지속된다는 점이다. 장내 미생물을 건강한 것으로 바꿔주는 것은 질병도 치료하고 날씬한 몸매도 회복하는 1석 2조의 탁월한 건강법이라 할 수 있다.

다음은 체중 감량을 목적으로 해독 치료를 했던 두 환자의 사례이다. 짧은 시간에 드라마틱한 변화가 나타났다. 변화의 폭은 개인차가 있다.

권○○(남/35세) 비만

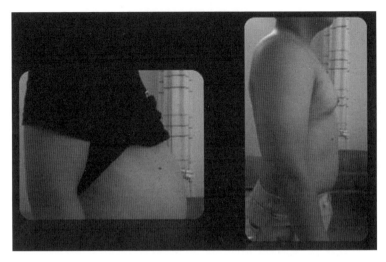

프로그램 시작 전(168cm/91kg)   10일 후(84.3kg, 6.7kg 감량)

김○○(남/36세) 비만

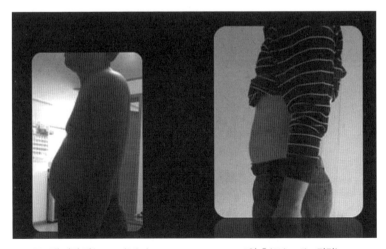

프로그램 시작 전(177cm/91kg)   6일 후(85kg, 6kg 감량)

최○○(남/54세) 비만

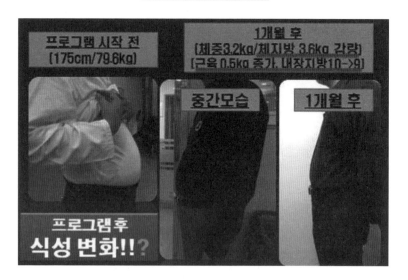

이 환자는 하루 세끼를 다 국수로 먹고 싶을 정도로 밀가루를 좋아했다. 해독 치료 후 배가 들어가고 국수를 찾지 않는다며 부인이 신기해했다.

46세의 여성도 비만으로 내원했다. 이 환자에게도 장내 미생물을 활용한 해독 치료를 진행했다. 장내 미생물을 이용한 다이어트는 요요현상 없이 효과가 지속된다. 1개월간 프로그램을 시행하고, 그 이후 주 4~5회 걷기 운동만 했으나 체지방이 계속 감소했다.

환자들에게 유산균의 필요성을 설명하다 보면 많은 환자들이 이미 유산균 제품을 복용하고 있다고 대답을 한다. 그런 분들에게 유산균을 드시고 어떤 효과를 봤는지 질문하면 대부분의 환자들은

"좋다니까 먹죠, 뭐!"라고 대답한다. 그중 효과를 봤다는 사람들은 "변비는 좋아졌어요"라고 답을 한다. 의사로서 유산균 제품을 치료에 적용한다는 것은 치료제로 사용할 만큼 효과가 크다는 얘기다. 실제 나는 유산균 제품을 "좋으니까 드셔 보세요"가 아니라 치료제 개념으로 사용하고 있다.

김○○(여/46세) 비만

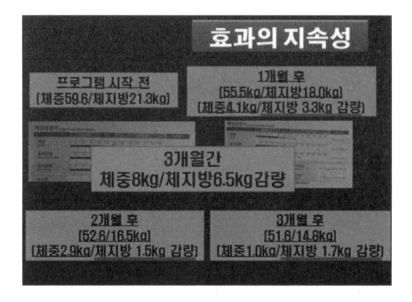

2011년 식품의약품안전청은 농촌건강장수마을 거주자와 도시지역 40대 이상 거주자의 장내 미생물 분포를 분석한 결과 장수마을 거주자들이 건강에 도움이 되는 유산균을 3~5배 이상 많이 갖고 있는 것으로 조사됐다고 밝힌 바 있다. 그만큼 장내 유익한 유산균들이 건강 장수하는 데 중요함을 보여주는 결과라 하겠다. 식생활

개선과 함께 좋은 유산균을 보충함으로써 장내 미생물을 유익한 균으로 바꾸어 주는 것은 우리 몸의 면역력과 해독 능력을 키우는 똑똑한 방법이요, 이것이 곧 건강을 지키는 지름길이다.

해독의 마침표, 간 청소

'해독' 하면 생각나는 장기는 간이다. 보통 성인에서 간의 무게는 1.2~1.5 kg에 달하며 그 부피 또한 복부 부피의 1/4~1/3가량으로 우리 몸에서 가장 큰 장기이다. 간이 이렇게 큰 이유는 하는 일들이 너무 많기 때문이다. 그래서 흔히 간을 우리 몸의 화학 공장이라고 부른다.

간에는 수백 가지의 서로 다른 기능이 있으며, 이것은 우리 몸의 모든 부분과 연관이 있다. 생명 유지에 절대적으로 중요한 이 기관은 우리 몸의 70조 개의 세포들에게 필요한 엄청난 양의 영양소를 날마다 생산하고 가공하고 공급하는 데 관여하며 여러 가지 화학 물질을 분해하고 단백질을 합성하고 또한 혈액의 노폐물을 걸러내고 깨끗하게 만드는 역할을 한다.

간의 수백 가지의 기능 가운데 빼놓을 수 없는 것이 '간의 해독 기능'이다. 간은 해독 작용에 있어서 가장 중요한 기관으로 모든 세포의 건강은 얼마나 효과적으로 독성 물질을 제거할 수 있는지에 달려 있다.

해독 기관 중 으뜸이라고 할 수 있는 간은 어마어마한 양의 노폐물들을 밖으로 배출하기 위해 신체 어느 부위에도 없는 특별한 하수관을 가지고 있다. 그것이 바로 간내담관이다. 이 관들은 혈관과 거의 동일하게 주행하면서 간의 전반에 걸쳐 거미줄처럼 연결되어 있어서 간의 어디에 있는 세포든지 노폐물을 배출할 수 있는 통로가 된다. 이 관을 통해 담즙이 흐르고 있다.

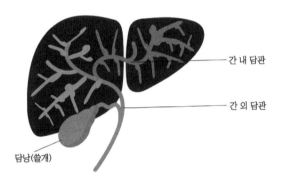

건강한 간은 날마다 약 1리터의 담즙을 만들어 낸다. 이렇게 만들어진 담즙은 간내담관을 통해 이동하여 담낭(쓸개)에 저장이 되고 농축되어 필요시 배출된다. 보통 담즙의 역할을 지방 소화를 도와주는 것으로 알고 있기에 담낭(쓸개)을 제거하면 지방 소화가 안된다는 정도로만 생각한다. 담즙이 단순히 지방 소화를 도와주는 물질이라면 굳이 간에서 매일 1리터씩이나 만들어서 내보낼 필요가 없다. 간에서 이렇게 거미줄처럼 뻗어있는 담관을 통해 1리터나

되는 담즙을 내보내는 데는 다른 중요한 이유가 있다. 바로 노폐물 배출을 위한 것이다. 담즙 성분 가운데 지방 소화를 도와주는 물질은 담즙산염인데 이 담즙산염은 담즙액의 2~3% 정도밖에 안 된다. 나머지 97~98%의 담즙액은 간세포들의 활동 결과 생긴 노폐물들을 몸 밖으로 내보내기 위해 실어나르는 액체이다. 그래서 담즙의 순환, 배출은 단순히 우리가 먹은 지방을 소화하는 것이 아니라 간의 노폐물을 배출하는 아주 중요한 통로이다.

담즙은 수분, 점액, 빌리루빈 같은 담즙 색소, 지방과 콜레스테롤, 담즙산염으로 구성되어 있다. 담즙의 구성비율은 생체 내에서 정확하게 조절되고 있다. 그런데 이러한 담즙의 구성비가 비정상적으로 변하면 구성 성분의 용해도에 영향을 미치게 되고 이로 인해 담석이 생기게 된다. 담즙 구성비의 불균형을 초래하여 담석이 생기게 하는 가장 중요한 요인은 잘못된 식습관인데 그중에서도 건강에 가장 심각한 영향을 미치는 것은 바로 과식이다. 과식을 비롯한 여러 가지 원인에 의해 담즙 내에서 콜레스테롤의 양이 많아지거나 간에서 담즙산염의 양이 줄어들면 콜레스테롤 담석이 생기게 된다.

작은 콜레스테롤 결정이 담즙의 다른 성분과 뭉치어 간내담관에서 미세한 덩어리를 형성하고 이 미세한 담즙 덩어리는 가장 가느다란 모세담관까지도 쉽게 막히게 할 수 있다. 그러면 담즙의 흐름이 느려지고, 점점 많은 담즙이 이미 만들어진 담즙 덩어리에 달라붙는다. 결국에는 작은 담즙 덩어리가 커져서 담석이라고 부르는 정도의 크기로 자라게 된다.

　이러한 담석들은 간내담관을 지속적으로 가로막게 되고 이로 인해 간 기능뿐 아니라 몸의 나머지 부분까지 엄청난 스트레스를 받게 되어 갖가지 불편 증상들을 일으키게 되는 것이다.

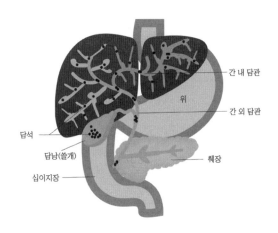

　간과 담낭에 담석이 있을 경우 수많은 증상들을 일으킬 수 있다. 식욕 부진, 음식에 대한 갈망, 설사, 메스꺼움, 잦은 구토, 상복부 통증, 오한, 변비, 속이 부글거림, 몸의 오른쪽에 둔통, 호흡 곤란, 고콜레스테롤, 췌장염, 심장병, 십이지장궤양, 구역, 구토, 화를 참기 어려움, 우울증, 성기능 장애, 호르몬 불균형, 월경 이상과 갱년기 장애, 시력 저하, 모든 피부 질환, 어지럼증과 기절, 급격한 체중 증가나 감소, 어깨와 등의 강한 통증, 눈 밑 다크서클, 오십견, 알레르기, 두통과 편두통, 손발 저림과 마비, 관절 질환, 비만, 만성 피로, 수족 냉증, 수면 장애와 불면증 등을 비롯한 수많은 만성 질환을 일으킬

수 있다.

우리 몸속의 독성이나 노폐물을 해독하는 으뜸 기관인 간, 그 간 속의 하수관인 간내담관을 막아 간 기능을 떨어뜨리고 몸에 갖가지 불편증상을 일으키는 담석을 제거해 주는 방법이 바로 '간 청소'다. 간 청소는 몸이 스스로 해독하고 치유하는 과정에 놀랍고도 강력한 도움을 준다.

'간 청소'라는 말은 영어 'Natural Liver Flush'를 번역한 용어이 다. 여기서 Liver는 '간'을 의미하고 Flush는 '물이 한꺼번에 쏵 쏟아져 내리는 것'을 의미한다. 용어 그대로 번역하자면 '자연적인 간의 물 쏟아져 내림'이라고 할 수 있다. '간 청소'라고 번역된 우리말보다 'Liver Flush'가 실제 간 청소 동안 일어나는 현상을 리얼하게 표현해 준다.

간 청소의 원리는 일정 시간 동안 담즙이 분비될 상황을 만들지 않고 있다가 다량의 기름을 복용해서 담즙이 일시에 쏟아져 나오게 하는 것이다. 그러면 홍수에 물이 넘쳐 흘러내려 가면서 돌멩이, 쓰레기 등 온갖 것들을 다 함께 쓸어가는 것과 같이 간내담관에 있던 담석들을 다 쓸어내어 변으로 배출시키는 것이다.

간 청소를 통해 간내담관에서 담석을 제거하는 것은 건강을 회복하고 개선하기 위해 할 수 있는 가장 중요하고 효율적인 방법이다.

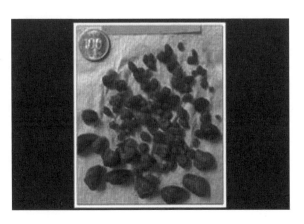

간 청소를 통해 배출된 담석들

간 청소를 제대로 하고 나면 소화 기능이 놀랍게 개선되고, 몸의 갖가지 통증에서 해방될 수 있다. 몇 번의 간 청소를 하고 나면 척추, 관절, 근육의 유연성이 엄청나게 좋아지는 것도 느낄 수 있다. 또한 산소와 영양소와 수분 흡수가 증가하여 피로감이 없어지고 세포가 다시 활력을 찾게 된다. 갖가지 알레르기 증상 및 피부 질환 등도 좋아진다. 앞에서 설명했듯이 정신 건강은 육체 건강과 아주 밀접한 관계가 있다. 따라서 간을 청소하고 깨끗하게 유지함으로써 정신적인 건강도 함께 얻을 수 있다. 짜증, 분노, 우울감, 불안 등의 감정이 사라지고 감사와 기쁨 그리고 미래에 대한 새로운 기대감과 희망을 품게 된다.

나 개인적으로 간 청소를 통해 얻었던 가장 큰 소득은 자주 체하고 어지럽던 증상으로부터의 해방이다. 1년에도 수차례씩 체하고, 체하면 심한 어지럼증으로 인해 출근하기도 어려울 만큼 힘들었다.

이 문제를 어떻게 하면 해결할까 고민하던 중 알게 된 것이 간 청소였다. 3~4주 간격으로 4회의 간 청소를 시행했는데, 4회째에는 담석이 나오지 않았다. 놀랍게도 간 청소 이후 지난 2년 이상 과거의 체하고 어지럽던 증상이 한 번도 없었다.

나는 국민 디톡스 프로그램 안에 간 청소를 포함시켜서 하고 있다. 며칠간 장을 쉬게 하면서 비워준 후에 간 청소를 시행하면 훨씬 효과적이기 때문이다.

간에서의 담즙 생산과 배출을 원활하게 하고 온몸의 기능을 회복시킬 수 있는 간단하면서도 효과적인 해독 방법인 간 청소야말로 해독의 마침표라고 할 수 있다.

몸을 새롭게 하는 공복의 놀라운 해독 재생 효과

살아있는 동안 더 젊고 건강하게 살 수 있는 비결을 간단히 정리해 본다면, "몸에서 노폐물을 빨리 청소해 내고 손상된 세포나 조직을 재생시켜 주는 것"이다. 이것을 한마디로 말하면 '해독 재생'이라고 표현할 수 있겠다. 어떻게 하면 몸속 청소와 재생을 효과적으로할 수 있을까? 내가 이 책에서 계속 강조했듯이 그 일도 우리 몸의자연치유력이 완벽하게 해준다.

우리 몸의 세포가 어떻게 자신의 몸에서 생긴 쓰레기들을 깨끗이 청소하는지 그 메커니즘을 밝혀서 노벨생리의학상을 수상한 일본의 교수가 있다. 도쿄공업대 오스미 요시노리 박사다. 그는 손상된 세포를 재생시키는 '오토파지(Autophagy, 자가포식)' 현상의 메커니즘을 규명한 공로로 2016년 노벨생리의학상을 단독 수상했다.

자가포식은 그리스어 기원인 자기(Auto)와 포식(Phagein)의 합성어로, 세포 내에서 자신의 내용물을 막 구조에 에워쌈으로써 주머니 모양의 소포(Vesicle)를 형성하고 이를 세포 내 분해를 담당하는 리소좀(Lysosome)과 융합하여 세포 내용물을 분해하여 재활용하는 현상이다.

오토파지 현상을 쉽게 표현하자면, '세포 속 노폐물 처리 과정'이라고 할 수 있다. 세포 내 세포 소기관 중 하나인 리소좀의 내부에는 다당류, 지질, 핵산, 단백질 등을 분해하는 가수 분해 효소가 풍부하게 들어있다.

리소좀은 낡거나 손상된 조직, 음식 입자, 외부에서 침입한 박테리아나 바이러스, 그 밖의 다른 노폐물을 자신이 가지고 있는 효소를 이용하여 아미노산과 같은 가장 작은 단위체로 분해한다. 그리고 이렇게 분해된 물질들은 마치 재활용품처럼 다시 새로운 세포를 만드는 데 이용된다. 몸속의 모든 쓰레기(노폐물)들이 새로운 세포와 에너지로 재활용되는 것이다.

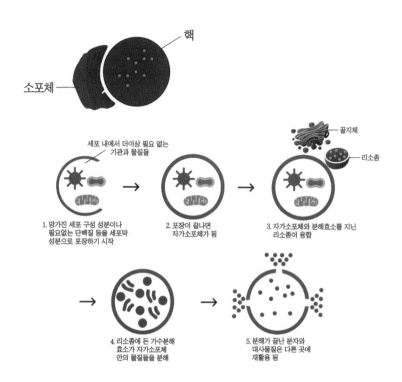

오토파지 메커니즘

우리 몸속 노폐물 처리 과정에 대해 자세히 서술한 이유는, 오스미 박사가 연구 과정에서 이러한 자가포식 현상이 칼로리 제한이나 공복과 같은 스트레스를 겪는 경우에 더욱 강력해진다는 것을 발견했기 때문이다. 저칼로리식이나 공복 상태를 이용하여 우리 몸이 독성이 있는 세포를 분해하고 노폐물을 제거하도록 장려한다는 것이다.

공복 상태의 효과는 놀랍다. 신진대사를 활발하게 하고 수명을 연장시키며 몸속 염증도 줄여준다. 또한 몸 안의 독소를 제거하고 산화질소의 수치를 증가시키며 암을 예방해 주고 콜레스테롤의 수치도 떨어뜨린다. 2016년 5월에는 서울대 백성희 교수팀이 오토파지를 조절하는 메커니즘을 세계 최초로 규명하여 그 결과를 국제 학술지《네이처(Nature)》에 발표했는데, 그 연구에서도 동일한 결과가 나왔다. 즉, 오토파지를 일으키는 스위치효소인 'CARM1' 효소의 양이 '영양 상태'에 따라 달라진다는 것이다. 영양소가 부족해 세포가 '굶주린 상태'에서 CARM1의 양이 증가하고, 그만큼 오토파지 현상도 활발히 일어난다. 반면 영양소가 풍부한 상태에서는 'SKP2'라는 단백질이 CARM1을 분해해 오토파지가 일어나지 못하게 막는다. 백성희 교수는 우리 몸에서 오토파지 기능이 제대로 작동하지 않을 경우에 암, 퇴행성 뇌 질환 등의 병이 발생할 수 있다고 밝혔다.

공복이 우리 몸을 청소하고 새로운 세포를 만드는 데 놀라운 역할을 한다는 것은 분명하다. 이러한 사실을 실제 사람을 대상으로 연구한 결과도 있다. 서던 캘리포니아 대학 롱고 교수팀에 의해 수행된 이 연구는 2~5일간 금식(Prolonged Fasting) 또는 아주 소량의 칼로리만 섭취하는 금식 모방 다이어트(Fasting-mimicking diet)가 암 환자들에게 어떤 영향을 미치는가를 관찰한 연구다. 실험 결과 72시간(3일)의 금식이나 금식 모방 다이어트가 면역 시스템의 손상을 예방하고 화학요법 독성으로부터 암 환자를 보호하며 손상된 면역 시스템을 재생시키는 효과가 입증되었다. 놀라운 것은 공복 상태를 만들어 주면 휴면 줄기세포(Stem cell)가 자극되어 줄기세포 활동을 재개한다는 사실이다.

줄기세포는 미분화된 세포로서 몸에 필요한 어떤 세포로도 분열이 가능한 세포이기 때문에 질병이나 노화로 인해 제 기능을 하지 못하게 된 세포나 장기들을 대체할 수 있는 세포로 분화가 가능하다. 그러니까 공복 상태가 되면 손상되거나 낡은 면역 세포들을 제거하고 잠자던 줄기세포가 깨어나 분열 활동을 재개함으로써 새로운 면역 세포들을 생성한다는 것이다. 즉 쓰레기는 치우고 완전 새 몸을 만드는 것이다.

실험 내용 중 흥미롭고 놀라운 한 가지를 소개한다. 젊은 쥐와 늙은 쥐에게 단식을 시키면 젊은 쥐에서는 조혈 줄기세포의 재생을 통해 림프구성 세포와 골수성 세포가 균형 있게 만들어지는 데 비해 늙은 쥐에서는 주로 골수성 세포만을 편향되게 만드는 현상을 보였다. 그런데 공복 주기를 8회 반복했더니 늙은 쥐에서도 젊은 쥐와 같이 균형 있게 생성되었다. 공복 상태를 반복함으로써 노화의 영향을 역전시킬 수 있음을 보여준 것이다.

이러한 연구 결과들이 발표되면서 이와 관련한 논문들이 쏟아져 나오고 있다. 아무튼 공복의 효과는 건강과 관련해서 단지 다이어트 효과를 넘어 면역 시스템 전체를 새롭게 재생성하여 이전과는 다른 새로운 삶을 가능케 하는 놀라운 방법임에는 틀림없다.

앞에서 설명한 건강 지식을 실제 프로그램화 하는데 지난 수년의 시간을 쏟아왔다. 자연의원을 시작하고 1년 만에 스트레스로 인한 심장 부정맥이 생겼고 그 문제를 내 몸의 자연치유력을 통해 해결하기 위해 10일 동안 일반 식사를 중단하고 유산균 식사를 시작했다. 그리고 3일 만에 그 증상이 깨끗이 해결되어 현재까지 문제없이 지내고 있다.

그 당시 상황은 육체적, 심리적, 경제적, 모든 면에서 위기였으나 오히려 그 문제는 새로운 길을 열어주는 문이 되었다. 그때 시작했던 프로그램은 한 달간 진행되는 프로그램으로 이름은 '장 해독 면역 치료'였다. 그 방법을 기초로 하여 '좀 더 쉽게, 좀 더 심플하게, 좀 더 효과적으로, 좀 더 적은 비용으로, 누구나 할 수 있는 방법으로'를 추구하며 다듬고 다듬은 방법이 현재 하고 있는 '국민 디톡스' 프로그램이다.

2015년도 초에 처음 이 방법을 시작하고 지금까지 많은 사람들에게 이 방법을 적용했는데 그 효과는 매우 놀라웠다. 이 방법을 계속해서 발전시키면서 임상에 적용해 오던 중, 어느 날 오토파지 메커니즘과 롱고 교수팀의 연구 결과에 대한 논문을 접하게 되었고 논문을 읽어가면서 놀라움을 금치 못했다. 그동안 환자들에게서 어떻게 그렇게 좋은 결과들이 나올 수 있었는지, 그것이 결코 우연이 아니었음을 그리고 의학적, 과학적 메커니즘에 의한 당연한 결과였음을 깨닫는 순간이었다. 그때부터 나의 확신은 그 무엇에도 흔들리지 않는 분명한 원리가 되었다. 그것은 창조주가 우리 몸속 유전자 안에 프로그램 시켜놓은 설계도였기 때문이다.

자, 이제부터 국민 디톡스 6일 프로그램을 구체적으로 설명한다. 그동안 프로그램 명칭은 여러 차례 바뀌었다. 환자들의 치료 후기를 보면 서로 다른 치료명을 이야기하기도 하나 기본적으로 동일한 치료다. 이 방법은 필요에 따라 그 기간을 조절할 수 있다.

〈국민 디톡스〉 프로그램

1일 ~6일	유산균 식사 ▶ 유산균 + 두유(3끼)	유산균 식사와 함께 된장국 또는 미역국 먹기
	물 마시기 ▶ 온수 500ml + 구운소금 1포 (3g), (하루 2리터 이상 마시기)	
6일	유산균 식사 ▶ 유산균 + 두유(아침, 점심) 간 청소 ▶ 오후 2시부터 금식 ▶ 오후 6시부터 간 청소 시작	간 청소 전날 저녁: 저녁 식사 대신 장 비우기 음료 를 마신다.

7일	유산균 식사 유산균 + 국 한 그릇(점심부터)	저녁에는 정상식사를 하되 과식하지 말 것(죽으로 가 볍게 먹으면 좋다).

위 표에서 보듯이 프로그램은 아주 간단하다. 너무 쉽고 누구나 할 수 있다. 생각하면 언제든 부담 없이 할 수 있다. 한 번만 제대로 하고 나면 그다음부터는 원하는 때에 3일만, 하루만, 1~2끼만 해도 금방 몸이 반응해 준다.

프로그램을 진행하는 동안 몸에 여러 가지 변화들을 겪을 수 있다. 흔히 알고 있는 호전 반응이다. 명현 현상이라고도 한다. 나는 이런 현상을 치료 반응이라 부른다. 몸이 치료되고 있다는 신호이기 때문이다. 이런 치료 반응들은 몸 안에 쌓인 독소를 제거하면서 나타나는 현상들이다. 깨어진 신체 내부의 균형을 회복시키는 과정에서 몸속 독소 및 노폐물이 제거되면서 나타나는 자연스런 현상들이다. 이런 불편한 증상들은 대부분 2~3일 정도면 사라진다. 피부 증상은 1주일 이상 갈 때도 있다. 환자들이 흔하게 호소하는 증상 중 하나는 두통이다. 머리가 깨질 듯이 아프다고 하는 환자들도 있다. 심하게 아파도 3일 정도면 끝나고 그 이후에는 머리가 아주 맑아지는 것을 경험할 수 있다.

흔히 경험하는 치료 반응은 다음과 같다.

몸살이 나거나 통증을 유발한다.

몸이 뜨거워지고 땀이 난다.

졸음이 오고 나른하다.

몸이 붓거나 부종이 생긴다.

변비나 설사, 혈변이 생긴다.

잦은 방귀가 나온다.

소변에서 거품이 나오고 색깔이 이상하다.

손가락과 발가락이 저리고 가렵다.

눈이 충혈되고 눈곱이 생긴다.

피부에 발진이나 두드러기가 생긴다.

몸에서 심한 냄새가 난다.

구토 증상이 생긴다.

심장이 두근거린다.

기침이나 가래, 콧물이 나온다.

잠이 안 온다.

갈증이 생긴다.

치료 반응을 겪고 나면 반드시 몸이 가벼워지고 정신이 맑아지는 현상을 느낄 수 있으므로 달게 받아들여야 한다.

치료 반응들이 나올 때는 충분한 양의 수분을 공급해 주면서 몸을 따뜻하게 하고 충분한 휴식을 취해야 한다. 국민 디톡스 기간 동안 수액 치료를 병행하면 이런 과정들을 수월하게 지나갈 수 있다.

국민 디톡스 프로그램으로 다음과 같은 효과를 볼 수 있다.

① 다이어트로 인한 스트레스가 거의 없다. 국 국물과 함께 유산균으로 세 끼 식사를 하기 때문에 극단적 단식으로 인한 신체적, 정신적 스트레스를 줄일 수 있다. 배고픔을 참아야 하는 굶는 다이어트가 아니다.

② 장내 미생물 환경을 짧은 시간 안에 유익균 우세 환경으로 바꿔줄 수 있다. 유산균 식사를 통해 단 6일 만에 유익균이 풍부한 건강한 장내 환경으로 바뀐다.

③ 간 청소를 통해 해독 치료 효과가 극대화된다.

④ 각종 건강 수치 개선 효과가 있다. 간 수치, 콜레스테롤 수치, 중성지방 수치, 혈압, 혈당 수치 등이 개선된다.

⑤ 체지방이 감소한다. 유산균과 온열 치료 효과에 의해 체지방이 효과적으로 빠진다.

⑥ 근육이 증가한다. 줄기세포 증가와 온열 치료의 효과에 의해 근육이 증가한다. 물론 몸 자체가 너무 비대한 경우는 몸의 균형을 위해 근육이 조금 감소할 수 있다.

⑦ 식성이 건강하게 바뀐다. 밀가루, 고기, 기름기, 커피 등이 당기지 않고 야채, 과일, 김치 등이 맛있어진다. 이는 장내에 미생물이 유익균으로 바뀐 결과이다. 장내 미생물은 눈에 보이지는 않지만 이들 역시 생명체이므로 먹이가 필요한데, 유해균이 좋아하는 먹이와 유익균이 좋아하는 먹이가 다르다. 유해균이 좋아하는 먹이는 밀가루, 고기, 기름기 음식이고, 반대로 유익균이 좋아하는 먹이는 야채, 과일, 김치, 된장 등 담백하고 몸에 좋은 음식들이다. 이런 이유로 인해 국민 디톡스 프로그램을 통해 장내에 유익균이 풍부해지면 내 입맛도 건강하게 바뀌는 것이다.

⑧ 요요 현상이 없다. 체지방은 줄고 근육은 증가하기 때문에 기초대사량이 늘어나게 된다. 이로 인해 평소 소비되는 열량이 많아지므로 요요 현상이 나타나지 않는다.

⑨ 체중이 줄어들고 변화된 체중이 오랫동안 유지된다. 장내에 유익한 미생물이 풍부해지고 신진대사 기능이 좋아지는 등 내 몸속 환경이 근본적으로 바뀌기 때문에 체중이 감소할 뿐 아니라 내

몸에 적당한 체중이 오랫동안 유지될 수 있다.

⑩ 인지 기능 및 기억력이 개선된다. 장내 유익한 미생물들이 풍부해짐으로써 장 기능이 좋아지면 뇌에서 사용하는 좋은 호르몬들이 많이 만들어지기 때문에 인지 기능과 기억력이 개선된다. 장 기능이 인지 기능과 밀접한 관련이 있다는 것은 이미 밝혀진 사실이다.

⑪ 손상된 세포를 재생시킨다. 오토파지 현상 및 줄기세포 활성화를 통해 손상된 세포를 재생시킨다.

⑫ 면역 기능이 좋아진다. 장에서 우리 몸의 면역 기능의 70%를 담당하고 있음은 이미 밝혀진 사실이다. 프로그램을 통해 장 기능이 좋아짐으로써 면역 기능도 당연히 좋아진다. 실제 감기나 염증 증상들이 거의 없어진다.

⑬ 피부가 좋아진다. 몸속 독소가 배출됨으로써 피부가 맑고 투명해진다.

⑭ 몸이 따뜻해지고 혈액 순환이 잘 된다.

⑮ 마음이 밝아지고 긍정적으로 바뀐다. 장 기능이 좋아진 결과, 장에서 만드는 세로토닌의 전구체가 많이 만들어지기 때문에 기분이 좋아지고 얼굴 표정도 밝아진다.

이외에도 비염, 알레르기, 가려움증, 통증 등 몸에 있던 갖가지 증상들이 개선된다. 장내 환경이 유익균 위주의 좋은 환경으로 바뀌면서 과식하던 습관이 없어지는 경우도 흔하다.

3.   온열 치료

체온과 건강

자연치료를 하면서 환자들이 '이곳이 병원인가, 한의원인가' 궁금해하는 경우가 많았다. 단순한 감기나 장염, 알레르기 비염 등으로 처방전을 받으러 온 환자에게 약 대신 유산균 분말이나 유산균 스프레이를 주면서 몸의 자연치유력에 대한 이야기를 한참 해주곤 하는데, 개원 초기에는 미심쩍은 눈으로 바라보거나 아예 노골적으로 싫어하며 그냥 처방전이나 달라고 하는 사람들도 있었다. 그런 환자들의 반응에 내 마음이 상하기도 했지만 우리나라 의료 현실에서 환자들이 그런 반응을 보이는 것이 당연하다고 생각하면서 근본 치료를 해야 한다는 생각을 포기하지 않고 그 일을 계속해 왔다. 이런 노력이 헛되지 않아 효과를 본 환자들을 통해 병원이 조금씩 알려지면서 각종 난치 환자들을 많이 만나게 되었다.

좋다는 것을 모두 해보고 병원도 여러 군데를 찾아다니다 우리 병원을 찾아온 환자들과 마주 앉아 보통 30분이 넘게 대화를 나누게 되는데, 그런 환자들에게 내가 자주 하는 질문이 있다. "손발이 차지 않은지, 과거에 비해 유난히 추위를 많이 타지 않는지" 하는 것이다. 그러면 대부분의 환자들이 그렇다고 대답한다. 어떤 환자는 발이 너무 시려서 잠도 잘 못 잔다고 대답하기도 한다. 몸 상태가 나빠지면서 손발이 차고 혈액 순환이 잘 안 된다고 호소하는 경우가 많다. 그렇다면 체온과 건강, 체온과 혈액 순환은 어떤 관계가 있는 걸까?

우리 몸의 혈액은 혈관을 통해 몸의 각 세포에 산소 및 영양분을 공급하고 그 세포들로부터 노폐물을 받아 처리하고 있다. 생명을 유지하기 위해 꼭 필요한 이 일을 한순간도 쉼 없이 하고 있는 우리 몸속 혈관의 총 길이는 무려 12만km에 이르고, 이 길이를 쭉 펼치면 지구 두 바퀴 반을 돌 수 있는 어마어마한 길이다. 몸의 일부가 잘려도 생명에는 지장이 없지만 혈액의 흐름이 멈추면 그것은 곧 사망을 의미한다.

혈관을 흐르는 혈액을 통해 온몸에 전달되는 중요한 것 중 하나가 바로 체온이다. 건강한 사람의 체온은 36.5도다. 체온이 떨어져 36도 정도가 되면 뇌에서는 열을 생산하기 위해 몸을 떨게 만든다. 35.5도까지 떨어지면 배설 기능이 저하되고 자율신경이 제대로 작동하지 않는다. 체온이 계속 떨어져 33도가 되면 환각 증세가 나타나고 30도가 되면 의식이 상실되면서 죽어가게 된다. 체온이 떨어

굿닥터

지면 면역 기능이 함께 떨어지게 되는데 대부분의 암 환자들이 35도 정도의 체온을 가지고 있는 것은 그만큼 저체온으로 인해 면역 기능이 떨어져 있고 암세포가 증식하기에 좋은 환경이라는 의미다. 이처럼 체온과 면역 기능은 밀접하게 연결되어 있다.

체온이 1도 올라가면 면역 기능은 5배 이상 증가하고, 체온이 1도 내려가면 면역 기능의 30% 정도가 저하된다. 또한 체온이 떨어지면서 기초대사량도 함께 떨어지게 되는데 이로 인해 살이 더 찌는 결과를 낳는다. 아무튼 체온의 저하는 면역력을 떨어뜨려 각종 질병에 걸릴 수 있는 몸 상태를 만든다. 현대인들은 운동 부족, 지나친 냉방기 사용, 진통제 및 스테로이드제 등의 각종 약물 복용, 육체적 과로, 정신적 스트레스 등 많은 원인에 의해 체온이 떨어지고 있다. 그리고 그 저체온으로 인하여 통증 및 갖가지 질병에 시달리는 경우가 많다. 여러 가지 난치 질환으로 우리 병원을 찾아오는 환자들에게 체온을 올리고 면역력을 증진시키기 위해 온열 치료를 받게 한다.

심한 아토피 피부염으로 밤잠을 제대로 자지 못할 정도로 온몸이 가렵고 진물과 피로 성한 곳이 별로 없던 4살 딸아이에게 더 이상 스테로이드제나 항생제를 쓸 수 없다며 우리 병원을 찾아온 엄마가 있었다. 약을 끊고 유산균을 먹이자 피부 증상이 더욱 심해지면서 밤에 한숨도 못 잘 정도가 되었다. 그 아이에게 온열 치료를 매일 받도록 했더니 일주일 정도 후에 잠을 자기 시작하고 한 달 정도가 되니 가려움증과 피부 상처가 거의 다 좋아졌다. 6주 정도 되었을 때 병원에는 이제 그만 오라고 했더니 아이 엄마가 감격해서 눈물을 흘렸다. 흔히 아토피 피부염이 있는 경우 더우면 가려움증이 더 심해지기 때문에 열이 많은 체질이라고 생각하기 쉬운데, 사실은 아토피 피부염 환자들은 몸, 특히 복부가 차다. 이런 환자에게 특별한 파장과 함께 열을 가해주면 피부병변이 빨리 좋아지고 가려움증도 놀랍게 좋아진다.

송○○(여/4세) 아토피 피부염

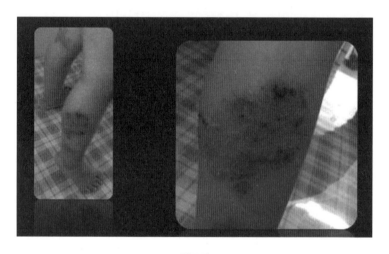

치료 전

생후 1년부터 시작된 아토피 피부염으로 고생하던 환자는 가려움과 진물 때문에 잠을 거의 못 잤다.

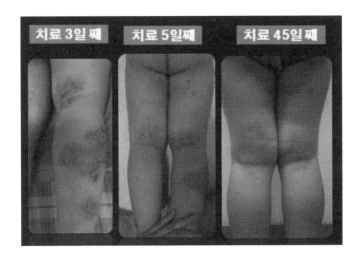

치료 45일째 증상이 거의 다 호전되었다.

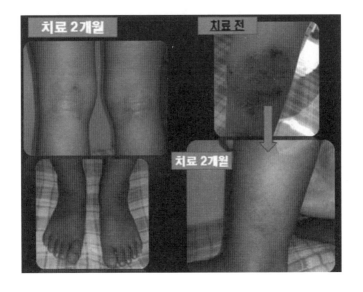

치료 2개월 만에 완치되었고 그 후 수년이 지난 현재까지 잘 지
내고 있다.

나는 환자가 어떤 치료를 받든 온열 치료를 함께 받도록 한다. 그만큼 체온은 우리 몸의 면역력 및 건강과 직결되어 있고 몸이 회복되는 데 중요한 역할을 하기 때문이다. 가슴은 뜨거운 열정으로, 몸은 뜨거운 체온으로, 마음과 몸이 함께 건강한 멋진 삶이 되기를 소망한다.

4.

혈관혈액 치료

생명을 운반하는 혈액

피가 흐르고 있다는 것은 살아있다는 증거이다. 혈액 순환 장애
는 각종 질병의 원인이 되며, 혈액 순환이 멈춘다는 것은 죽음에 이
르렀다는 뜻이다.

혈액은 우리 몸 구석구석까지 산소를 운반해 주고 필요한 영양
분을 보충해 주며 노폐물을 제거하는 역할을 한다. 이 혈액의 순환
이 잘되어야 우리 몸을 이루는 세포가 건강할 수 있다. 혈액은 12만
km나 되는 혈관 속을 쉼 없이 흐르고 있다. 혈액이 건강해야 혈관
이 건강하고, 혈관이 건강해야 온몸이 건강하다. 산소와 영양소를
가득 실은 혈액은 심장으로부터 1분당 약 5리터씩 뿜어져 나온다.
보통 성인의 평균 혈액량은 4~6리터다. 이 혈액이 온몸을 순환하
며 한순간도 쉬지 않고 세포에 산소와 영양분을 전달하고 세포로부
터 노폐물을 받아서 처리해 주기 때문에 생명이 유지될 수 있는 것

이다.

하루 24시간 동안 심장을 통해 뿜어져 나가는 혈액량은 얼마나 될까? 분당 5리터 정도가 뿜어져 나가니 하루 1,440분(24시간)을 곱하면 7,200리터, 7톤이 넘는 어마어마한 양이다. 온몸을 돌고 온 혈액 속에 들어있는 이산화탄소는 호흡을 통해 배출되고, 노폐물은 신장을 통해 배설된다. 우리 몸의 필터인 신장은 24시간 동안 약 1,800리터의 혈액을 거른다. 1.8리터 병 1,000개 정도의 혈액을 거르는 것이다. 이 혈액 중 90%는 재흡수되고 사구체를 통해 180리터 정도가 걸러져 세뇨관을 통과하게 되는데, 이때 우리 몸에서 필요한 성분들이 2차로 재흡수되고 최종적으로 1.8리터 정도의 소변이 하루 동안 배출된다.

혈액 건강은 곧 세포 건강으로 연결된다. 세포가 건강하면 우리 몸이 건강한 것이다. 이 혈액이 건강하다는 것은 혈액을 이루는 물이 깨끗하고 산소와 영양소가 풍부하다는 것이다. 이론적으로라면 혈액만 건강하다면 세포는 언제까지나 건강하게 살 수 있다.

실제 이러한 가능성을 증명한 실험이 있다. 그 실험을 시도했던 사람은 프랑스의 알렉시 카렐(Alexis Carrel, 1873-1944)이라는 외과 의사로서 그는 혈관을 이어주는 봉합 수술 방법을 개발한 사람이다. 그는 혈관 봉합술과 장기이식에 대한 연구로 1912년 노벨생리의학상을 수상했다. 카렐은 록펠러 의학연구소에 근무하던 시절,

세포는 적절한 환경만 조성해 준다면 오랜 시간 생존이 가능할 것이라는 가정을 세우고, 닭의 배아에서 떼어낸 심장 조직을 가지고 한 가지 놀라운 실험을 시작했다. 심장 조직은 영양분이 들어있는 배양액 속에 담겨있었고 자신의 조수를 시켜서 매일 그 배양액을 갈아주도록 했다. 세포 조직들은 그 과정에서 배양액으로부터 필요한 영양분을 제공받았고, 세포 조직에서 나오는 노폐물들은 배양액 속으로 배설되었기 때문에 매일 배양액을 교체해서 노폐물을 제거하도록 한 것이다. 그런 식으로 세포 조직들은 놀랍게도 29년이나 살았다고 한다.

그러던 어느 날 배양액 교체를 잊은 조수의 실수로 심장 조직은 죽고 말았다. 세포 조직에서 나온 노폐물(독소)에 중독되어 죽은 것이다. 닭의 평균 수명은 5~10년 정도인데, 닭의 심장 조직이 29년을 살 수 있었던 것은 그 조직이 담겨있던 배양액을 매일 교체해 줌으로써 노폐물이 씻겨지고 새로운 영양분을 공급해 주었기 때문이다. 이 실험을 주도했던 카렐 박사는 이렇게 말했다고 한다.

"세포는 죽지 않는다. 다만 세포가 담겨있는 용액이 퇴화할 뿐이다. 용액만 규칙적으로 새것으로 갈아주고 세포에 뭔가 먹고살 것만 제공해 준다면 세포는 어쩌면 영원히 살 수 있을지도 모른다."

카렐 박사의 실험은 부패한 노폐물이 가득한 액체 속에서 세포는 더 이상 살 수 없다는 것을 보여주는 실제적인 예라고 할 수 있다. 혈액은 세포에 생명을 운반해 주는 생명수이다. 이 혈액이 노폐물을 걸러내고 산소와 영양분이 풍부한 상태로 온몸을 힘차게 순환하며 몸 구석구석에 있는 세포들에게까지 전달된다면 인간의 수명은 훨씬 더 건강하게, 좀 더 오래 유지될 것이다.

혈관·혈액 건강을 위한 킬레이션 치료

생명을 운반하는 혈액과 그 혈액이 이동하는 혈관은 우리 몸 건강을 위해 가장 중요한 부분이다. 생명은 혈액과 혈관의 건강에 달려있다고 해도 과언이 아니다. 혈관에 문제가 생겨 혈액 순환이 원활하지 못하면 하지정맥류, 고혈압, 동맥경화, 심근경색, 뇌혈관 질환 등 각종 신체적 문제가 발생할 수 있다.

혈관 건강을 위협하는 습관 중 가장 치명적인 것은 과도한 음주와 흡연이다. 수면 부족 역시 신체 리듬을 깨뜨리고 혈압을 높임으로써 이런 생활 패턴이 지속될 경우 혈관 건강을 저해하는 요인이 될 수 있다. 육류, 버터 등 포화 지방이 많은 식사나 즉석식품 위주의 식습관 또한 혈관에 나쁜 콜레스테롤이 누적되게 하여 원활한 혈액 순환을 어렵게 만들 수 있다.

혈관 건강을 위협하는 요인 중 최근 심각하게 문제가 되고 있는 것은 미세먼지다. 세계보건기구(WHO) 산하 국제암연구소는 대기 오염물질 가운데 미세먼지를 1급 발암물질로 지정했다. 미세먼지는 '미세중금속'이라 불릴 정도로 납, 알루미늄, 카드뮴 등의 독성 물질들이 다량 포함되어 있다. 또한 크기가 매우 작아서 폐포를 통해 혈관에 침투하여 인체의 면역력을 떨어뜨리고, 호흡기 질환과 각종 퇴행성 질환의 원인이 되기도 한다. 특히 중금속은 심장혈관에 치명적인 악영향을 끼쳐 심장혈관 질환의 발생 확률을 현저하게 높인다.

납과 같은 중금속이 혈관 내벽을 형성하는 상피 세포에 침투하면 아주 중요한 신호 전달 물질인 산화질소(Nitric Oxide)가 제대로 생성되지 않는다. 산화질소는 혈압 조절의 기본 메커니즘인 혈관의 수축과 이완에 관여한다. 중금속 때문에 이 같은 기능이 제대로 작동되지 않으면 고혈압이 발생하며, 콜레스테롤 수치가 높아지고, 동맥경화, 당뇨병, 혈전 형성, 심부전 등으로 고생할 수도 있다.

세계보건기구(WHO)의 보고에 따르면 심장혈관 질환은 세계에서 가장 높은 사망 원인이다. 2015년 한 해 동안 무려 1,500만 명이 심장혈관 질환으로 인해 생명을 잃었으며 지난 15년 동안 전 세계적으로 사망 원인 1위를 차지하고 있다. 우리나라에서도 2016년 한 해 동안 심장혈관 질환으로 사망한 숫자가 인구 10만 명당 114.6명으로 암으로 인한 사망(10만 명당 153.0명) 다음으로 높다.

이렇게 중요한 혈관을 건강하게 할 수 있는 가장 효과적인 방법 중 하나가 '킬레이션(Chelation)' 요법이다. 킬레이션은 그리스어인 'Chele'에서 유래된 단어로, 게나 가재의 집게발을 의미한다. 킬레이션 요법은 어떤 영양소나 약초를 투여하여 그 물질이 혈관을 따라 순환하면서 중금속 같은 인체에 해로운 물질을 집게발로 끄집어 내듯이 체외로 배출시키는 방법이다.

킬레이션 요법에서 가장 많이 사용하는 물질은 EDTA(Ethylene Diamine Tetraacetic Acid)이다. EDTA는 아미노산의 하나로 1935년 독일에서 합성되었으며, 1941년 미국에서 처음 특허 물질로 등록되었다. EDTA는 1940년대에 하수 배관공들이 배관에 침착된 칼슘을 제거하기 위하여 사용하였으며, 배터리 공장에서 납에 중독된 직원들을 해독하는 데 사용하기도 했다.

그러다가 1950년 초 몇몇 의사들이 납과 같은 중금속에 중독된 환자들을 EDTA로 치료하던 중 심장병으로 고생하는 사람들의 상태가 호전되는 것을 우연히 발견하게 된다. 관상동맥경화 증상 중의 하나인 협심증이 완화되었을 뿐만 아니라 기억력, 청력, 시력, 후각 등 다른 기능도 향상되었던 것이다. 이를 계기로 킬레이션에 관한 연구와 관심은 점점 높아져서 지금 미국에서는 1,500명 이상의 의사들이 킬레이션 요법을 시술하고 있으며, 100만 명 이상의 심장혈관 질환 환자들이 치료를 받은 것으로 추산되고 있다. 우리나라에서는 2000년대 초부터 킬레이션 요법이 도입되었다.

킬레이션 치료는 신체 내에 많은 바람직한 작용을 일으킨다. 킬레이션 치료는 신체 내의 큰 혈관으로부터 미세한 모세혈관에 이르기까지 모든 혈관의 혈액 순환을 회복시킨다. 너무 작아 수술이 불가능한 혈관이나 뇌 속 깊이 위치하여 수술로 도달할 수 없는 혈관이라 할지라도 안전하게 혈액 순환을 회복시켜 준다. 킬레이션 치료는 수술적 치료의 대상인 큰 혈관의 짧은 부분에만 국한하지 않고 머리부터 발끝까지 모든 혈관에 동시에 작용하기 때문이다.

그동안 연구 발표된 킬레이션 요법의 효능은 크게 4가지다.

① 중금속 해독 작용: 납, 수은, 알루미늄, 카드뮴 등을 배출시킨다.

② 혈관 청소 효과: EDTA는 동맥 안쪽 벽에 달라붙어 있는 플라크나 칼슘 침전물과 같은 불필요한 물질들을 끄집어내어 소변을 통하여 체외로 배출시켜서 동맥경화를 치료하고 예방한다.

③ 항산화 효과: EDTA는 매우 우수한 항산화제로 활성산소를 중화시켜 세포막, DNA와 효소 체계를 보호한다.

④ 노화 방지: 활성산소는 세포를 파괴하여 늙게 하는데, 나이가 들면서 점점 더 많은 활성산소가 생성된다. EDTA는 매우 강력한 항산화제로 활성산소를 처리하여 노화를 방지하는 것으로 널

리 알려져 있다.

그 외에도 EDTA 킬레이션의 효과는 혈중 콜레스테롤 수치 저하, 동맥 혈전 용해, 관절염 예방, 심장부정맥 정상화, 치매 증상 완화, 뇌졸중 및 심장 발작 완화, 심장 기능 향상, 암 예방 등 수없이 많다.

5.

바른 자세 치료

발의 중요성

인간의 몸 부위 중 가장 아래쪽에 위치해 있으면서 엄청난 체중을 지탱하는 기관, 우리 몸에서 차지하는 면적은 2% 정도에 불과하지만 심장과 비슷한 역할을 하며 나머지 98%의 건강을 책임지고 있는 중요한 기관이 바로 발이다. 각각의 발에는 26개의 뼈와 33개의 관절, 107개의 인대, 19개의 근육과 힘줄이 있어 서로 유기적으로 잘 조화를 이루고 있다. 양쪽 발에 있는 52개의 뼈는 신체를 이루는 206개의 뼈 중 4분의 1에 해당한다. 이뿐만 아니라 발에는 몸에서 가장 굵고 강한 근육이 발달해 있고 우리 몸 중에서 인대가 가장 많이 밀집되어 있는 곳이기도 하다. 또한 발에는 수많은 혈관이 분포해 있다. 발은 걸을 때 발바닥에 생기는 펌프 작용으로 12톤의 압력을 만들어 내고 발에서 하지정맥을 통해 심장까지 혈액을 다시 뿜어준다. 이 때문에 발은 '제2의 심장'으로 불린다. 따라서 걷지 않으면 발바닥의 펌프작용은 그 기능을 다할 수 없으며, 발이 건강하지 못하면 하지 혈액 순환의 장애가 나타나고 붓기 시작한다.

우리 몸 전체에서 겨우 2%밖에 되지 않는 면적을 가진 발이 어떻게 몸 전체를 떠받치고 움직이게 할 수 있는 걸까? 걸을 때마다 체중의 1.5배에 해당하는 하중이 발에 가해진다. 작은 면적으로 이 엄청난 하중을 견뎌내며 자유롭게 걸을 수 있는 이유는 발바닥의 특별한 구조 때문이다. 발바닥에는 움푹 팬 아치(Arch)가 세 군데 존재하는데 이것을 족궁이라고 한다. 이 족궁은 중량을 받으면 편편해지고 중량을 받지 않을 땐 원래의 궁 모양으로 전환하는 성질을 가지고 있으며 약 9~12세에 성숙한다. 이 세 개의 궁은 상호작용을 통해 전신의 체중 분산을 가능하게 하며 그 외에 발생하는 하중을 떠받치면서 바닥으로부터 오는 충격을 흡수하고 인체의 받침대 역할을 한다.

족궁을 형성하는 골격들은 인대 및 힘줄로 연결되어 있어서 바르지 못한 걸음걸이는 족궁을 너무 높거나 낮아지게 하는 등의 변화를 초래한다. 이러한 족궁의 변화는 주위의 힘줄을 느슨해지게 하거나 팽팽해지게 만들어 무릎, 엉덩이, 골반, 척추 등에 충격을 전이한다. 또 이로 인한 충격은 인체에 통증을 유발시켜 바르지 못한 자세의 걸음걸이를 유도하고 다시 족궁의 변화를 초래하는 것으로 악순환이 반복된다.

이러한 과정으로 족궁에 문제가 있게 되면 몸의 직립 관절은 어

굿닥터

굿나게 되며 자세가 망가지게 되면서 발목에서부터 머리끝까지 모두 틀어지게 된다. 결국은 직립 관절과 연계된 모든 부위와 뼈, 근육도 다 틀어지고 어긋나게 되면서 우리의 오장육부도 자기 자리를 떠나 다른 자리로 움직이게 된다. 이 불균형의 상태가 통증과 질환을 발생시키게 되는 것이다. 발의 문제는 결코 발에서 끝나지 않고 온몸에 불균형을 초래하면서 통증뿐 아니라 장기의 기능을 떨어뜨리고 결국 면역력과 자연치유력을 약화시키기에 건강하기를 원한다면 마땅히 발 건강과 바른 자세, 바른 걸음에 관심을 가져야 한다.

바른 자세 회복을 위한 발 교정구 활용

인간은 직립보행을 하는 존재로서 발에서 머리끝까지의 모든 뼈들이 연결되어 있다. 이 연결 부위들을 직립관절이라고 한다. 대표적인 직립관절이 양쪽 대칭의 발목, 무릎, 엉덩이, 양 어깨이다. 건강한 몸의 구조를 위해서 필요한 기본 조건은 이 네 쌍의 하중축받이 관절의 정렬이다. 수평과 수직으로 이루어져야 한다. 좌우 양측성을 가진 몸은 왼쪽과 오른쪽이 닮아야 한다. 좌우가 다르다는 것은 한쪽으로 치우치는 과정이 진행 중이고 또한 무릎이 제멋대로 작동하고 있다는 의미다. 일반적으로 통증과 상관없이 하지 부의 모든 문제는 발과 무릎에서 나타난다. 정상적으로 기능하는 무릎은 발이 반드시 십일(11) 자가 되어야 한다. 벌어지는 발은 무릎이 기능 장애라는 것이고 따라서 엉덩이도 기능 장애다. 자세에 있어서 발의 십일 자 자세는 기본이다. 걸을 때는 물론이고 서 있을 때도, 의자에 앉아 있을 때도 발의 각도는 반드시 십일 자로 나란하게 이루어져야 한다.

그렇다면 이런 정상적인 자세에서 벗어나 이미 비대칭화된 몸을 어떻게 바로 잡아 통증으로부터 자유롭고 건강한 삶을 살 수 있을까? 몸의 균형은 발의 균형으로부터 시작되고 발의 균형은 완충 작용을 하는 발의 아치 부위에서 주로 이루어지기에 발의 아치 부분을 정상적으로 유지하고 걷는 것이 답이다. 그러나 이미 비뚤어지고 틀어진 상태에서 스스로 발의 아치의 각도를 바르게 유지하고 걷는다는 것은 거의 불가능하다.

그래서 발 교정구를 사용하는 것이 필요하다. 발 교정구는 우리 몸의 균형을 바르게 잡아줌으로써 우리 몸이 가지고 있는 항상성과 자연치유력을 향상시킨다. 발 교정구를 한마디로 표현한다면 "바르게 걷기 위한 도구"라고 할 수 있다. 교정구의 착용은 변화된 족궁을 적절히 지탱해 주면서 인체 구조상 발생할 수 있는 장애를 없앨 수 있는 기본 처방이 된다. 교정구는 선진국에서 약 40년 전부터 대중화된 것으로, 독일 및 미국과 같은 선진국에서는 의사의 처방으로 의료보험까지 적용될 정도로 발 치료 및 예방에 많은 효과가 있는 것으로 알려져 있다. 교정구를 착용하고 바르게 걸으면 자세를 직립화시켜 몸의 모든 각 지체가 제자리를 잡게 된다. 그러면 어느

새 통증은 사라지고 우리 몸의 모든 대사와 기능이 활성화되면서 몸은 정상화된다.

　질병이 생기기 전 질병이 생기지 않도록 예방하는 것이 훨씬 지혜로운 일임은 모두가 잘 알고 있는 사실이다. 질병을 예방할 수 있는 가장 쉽고도 간단한 방법이 바른 자세로 걷는 것이다. 자신에게 맞는 발 교정구를 착용하고 매일매일 즐거운 마음으로 바르게 걷는다면 몸속 면역력과 자연치유력이 활성화될 뿐 아니라 걷는 것이 곧 바른 몸, 건강한 몸을 만드는 지름길이 될 것이다.

부록.

굿닥터 김태균 원장과의
10문 10답°

— 10문 10답은《굿닥터》에 대한 독자 여러분의 이해를
돕기 위해서 코칭작가인 박성배 박사와 저자 김태균 원장
과의 인터뷰로 진행하였습니다.

1. 이 책을 어떻게 쓰게 되었습니까?

'자연치료'라는 길을 포기하지 않고 계속 가기 위해 쓰기 시작했던 것 같습니다. 정서적, 육체적, 경제적으로 너무 지쳐올 때 '책을 써서 이런 길도 있다는 것을 알리면 좀 더 이 길을 가는 것이 쉽지 않을까?' 하는 생각이 들었습니다. 솔직히 의사라는 직업을 가지고 동료 의사들조차 이상한 눈으로 보는 방법을 고집하며 가는 게 많이 외롭기도 했고, 짧은 말로 설명하기도 어렵고, 물어보지도 않는데 굳이 내 얘기를 꺼내서 할 수도 없잖아요. 그래서 내 얘기부터 글로 쓰기 시작한 게 감사하게도 책이 되었네요.

2. 지금 세상에서는 의료 분쟁으로 좋은 의사를 찾는 때인데, 책을 쓰면서 느끼는 감회를 이야기해 주시기 바랍니다.

계획한 것도, 예상한 것도 아닌데 하필 이런 상황에서 책을 출간하게 되니 솔직히 마음이 너무 조심스럽습니다. 거기다 제목이 《굿닥터》니 마음 한편이 불편합니다. 환자들을 위해 정말 필요한 좋은 의사(굿 닥터)가 되고 싶다는 소망의 표현이지 저 자신이 좋은 의사라는 얘기는 아닙니다. 제가 알기에 거의 대부분의 의사들은 순수하게 자신의 직업에 정직하고 최선을 다하는 사람들입니다. "환자들을 볼모로 자신의 밥그릇을 챙기는 집단"이라는 표현을 들을 때는 정말 마음이 아프고 안타깝습니다. 적어도 제가 아는 의사들은 환자들을 위해 성실하게 일하는 사람들입니다.

국민들에게 필요한 좋은 의사를 배출해 낼 수 있는 인프라 구축과 함께 필요한 곳에 필요한 의료 인력이 갈 수 있도록 구조적 문제를 해결하면서 순차적으로 의사 수를 증원해야 한다고 생각합니다. 국민과 의사, 환자와 의사는 함께 돕고 격려해야 할 한 팀이지 절대 적대적 관계가 아닌데, 마치 적인 것처럼 몰아가는 사회적 분위기가 안타깝습니다.

3. 의사로서 자연치료 전문가가 되기까지 힘든 과정을 걸어온 것으로 알고 있습니다. 자연치료를 통해서 난치병 환자를 치료하는 의사로서 최고의 보람은 무엇입니까?

자신의 힘으로 벗어날 수 없는 질병을 치료하기 위해 유명하다는 데를 다 찾아다니고 좋다는 것은 다 먹어보고 발라봐도 해결이 되지 않아 인생을 다 포기한 채 고통 가운데 살던 환자가 좋아져서 새로운 인생을 살게 될 때 정말 기쁘고 감사하죠. 의사라고 하는 직업은 배운 그대로 하는 것이 일종의 양심 같은 것이거든요. 그래서 그 이외의 것을 추구하는 것이 어려워요. 그러다 보니 난치병 환자들에게 본의 아니게 상처를 줄 수도 있다고 생각합니다. 병을 고쳐주지 않으려는 것이 아니라 의학적으로는 그런 약을 쓸 수밖에 없고 그 이상의 방법은 없기 때문이지요.

현대의학적인 치료 방법을 넘어서 불치병·난치병 환자들을 위한 좀 더 다양하고 폭넓은 치료의 길을 찾는 것이 저의 사명인 것 같습니다. 아무튼, 저는 현대의학적 치료 방법으로 해결되지 않는 그 한 사람을 위해 필요한 치료 방법을 찾고 그것으로 환자에게 새로운 삶을 살도록 도울 수 있다는 것이 보람 있고 기쁩니다.

4. 남편이 목사님이시고 목회를 하고 계신 것으로 알고 있는데, 목회자 사모와 의사의 일을 동시에 해나가면서 힘들지는 않으신가요?

많은 분들이 궁금해하시는 것 중 하나입니다. 2003년 1월에 우리 집 아파트에서 교회가 시작되었어요. 수개월 후에 아파트 상가로 장소를 옮겼고, 개척 2년이 되어서는 다세대 주택을 구입해서 몇 가정이 함께 공동체생활을 하기도 했습니다. 3층에 저희 가정이 살았는데, 우리 네 식구 포함해서 10명이 함께 살기도 했어요. 병원에 가서 근무 끝나고 오면 서둘러서 저녁 차려 먹고 힘든 성도와 상담도 하고 바쁘게 살았죠. 그런 과정 중에 몸이 힘들 때도 있었죠.

그러나 몸과 마음이 아픈 사람들이 회복되고, 부부관계가 회복되고, 그 속에서 자녀들이 회복되는 모습이 기쁘고 보람이 있었습니다. 그 기쁨과 보람은 경험해 본 사람만 알 겁니다. 저는 제가 목회자 사모인 것이 좋아요. 어차피 한번 살다 가는 인생, 진정한 가치에 그 시간과 열정을 쏟을 수 있다는 것이 감사하죠. 의사라는 직업도 결국은 사람의 몸과 영혼을 치료하기 위한 것인데, 목회자 사모라서 그 일을 좀 더 효율적으로 할 수 있다고 생각합니다.

5. 자녀들에게 의사로서, 엄마로서 하고 싶은 말은 무엇입니까?

의과대학을 다니면서 두 남매를 낳았고 제 인생의 짐이 버거워 엄마로서의 역할을 거의 못하고 살았습니다. 때때로 주변에서 애들 키우면서 어떻게 그 어려운 공부를 감당했느냐며 저에게 참 대단하다고 해요. 그럴 때마다 저는 "사람이 다 잘할 수 없죠. 두 가지 일모두 부족하고 부실하게 한 거죠"라고 대답하곤 합니다.

아이들에게 엄마의 사랑과 돌봄을 제때에 제대로 주지 못했다는 것 때문에 늘 미안하고 무거운 마음이 있었습니다. 그런데 이제는 그런 마음도 버리려고 해요. 그 결핍이 오히려 아이들에게 좋은 약이 되어 다른 사람들의 어려움을 돌아보고 도울 수 있는 사람이 될 것이라 믿어요.

이 책을 통해 아이들에게 그동안 말로 다 하지 못한 엄마의 마음과 엄마가 추구한 삶이 무엇이었는지 전달되었으면 좋겠습니다. 자신들이 겪었던 결핍이 헛되지 않고 의사 엄마를 통해 수많은 환자들이 위로와 희망을 갖게 되었다는 사실에 보람과 감사를 느끼게 되기를 바랍니다.

6. 좋은 의사가 되고자 노력해 온 의사이면서 신앙인이신데, 혹시 자연치료 의원을 개원하는 데 동기가 되었던 성경 말씀이 있을까요?

결정적인 말씀은 에베소서 4장 16절 말씀입니다.

"그(예수그리스도)에게서 온몸이 각 마디를 통하여 도움을 받음으로 연결되고 결합되어 각 지체의 분량대로 역사하여 그 몸을 자라게 하며 사랑 안에서 스스로 세우느니라"

"스스로 세운다"는 말씀이 저에게는 "그래, 몸은 스스로 자라고 세워지는 거야!"라고 해석이 되면서 제 마음에 박혔습니다. 머리부터 발끝까지 온몸이 하나도 끊어진 곳이 없고 연결되고 결합되어 각각 그 장기나 조직의 분량만큼 일해서 몸이 자라게 한다는 말씀으로 들렸죠. 교회에 대한 이 말씀이 저에게는 몸의 건강원리로 받아들여졌습니다. 그래서 결국 자연치료 의원을 개원하게 된 거죠.

제가 환자들을 볼 때 중요하게 여기는 말씀이 있습니다. 잠언 4장 23절 "모든 지킬 만한 것 중에 더욱 네 마음을 지키라 생명의 근원이 이에서 남이니라"라는 말씀과 잠언 18장 14절 "사람의 심령이 그의 병을 능히 이기려니와 심령이 상하면 그것을 누가 일으키겠느냐"라는 말씀입니다. 병에 걸려서 저를 찾아왔다는 것은 마음을 지키지 못할 만큼 힘든 일이 있었다는 것이기에 저는 의사로서 무엇보다도 그 환자의 마음을 일으키고 회복되게 하려고 노력합니다. 그러다 보니 환자들과 얘기를 나누는 시간이 길어지고 때로는 함께 눈물을 흘리기도 하죠. 그런데 그 시간을 통해 이미 치료가 되고 있는 거죠.

7. 이 책을 출간하면서 갖고 있는 바람과 꿈은 무엇인가요?

이 책을 통해 좀 더 많은 사람들이 치료에 대한 관점을 바꾸게 되면 좋겠습니다. 얼른 약 먹고 고쳐야 한다는 생각보다는 병이 생기기 전에 몸이 건강할 수 있도록 생활습관을 바꾸고 자신의 몸이 일을 잘할 수 있도록 해야겠다는 생각을 하면 좋겠습니다. 정말 자신의 몸이 얼마나 놀라운 치유 능력을 가지고 있는지 알게 되었으면 좋겠어요. 자신이 조금만 도와주면 몸의 70조 개나 되는 세포들이 각자 열심히 자신의 건강을 위해 일해 준다는 것, 그 사실을 경험으로 알게 되었으면 좋겠어요.

또 한 가지 바람이 있다면 다른 의사 선생님들이 이런 자연치료 방법에 대해 함께 공감하고 환자 치료에 적용해서 더 많은 임상 사례들을 내고 보편적인 치료 방법으로 자리 잡게 되기를 바랍니다.

8. 의사가 해야 할 가장 중요한 일은 무엇이라고 생각하시나요?

물론 환자를 치료할 수 있는 실력을 갖춰야겠죠. 그런데 정말 중요한 것은 환자의 말을 잘 경청하고 공감할 수 있어야 한다고 생각합니다. 많은 경우 저는 환자와의 대화 가운데 답을 찾습니다. 몸에 병이 왔다는 것은 대부분 마음에서부터 시작된 것이거든요. 환자가 하고 싶은 말을 하고 의사와의 공감 속에서 대화를 나누다 보면 마음이 치료되고 적극적으로 몸을 관리하고 싶어지고 잃어버렸던 꿈이 회복되기도 합니다. 그런 가운데 몸속 세포들이 춤을 추며 회복되는 거죠.

우리나라의 의료 환경이 시간에 쫓기지 않고 환자와 마음 편하게 대화를 나눌 수 있는 상황이 되지 못하는 것이 아쉽습니다.

9. 치료받은 환자 중에 가장 기억에 남는 분이 있으신가요?

극심한 아토피 피부염으로 절망 속에서 집안에서만 지내다 자살까지 시도했던 환자가 회복되어 지금은 어엿한 사회인으로 생활을 잘하고 있는 청년이 가장 기억에 남고 저의 의사생활의 보람이기도 합니다. 돌아보면 정말 위기였고 제 속이 타들어 가는 시간이었어요. 그런데 그 시간이 오히려 사람의 마음을 깊이 이해하고 마음이 어떻게 몸을 지배하게 되는지 놀라운 메커니즘을 깨닫는 시간이 되었죠.

10. 춘천 누가의원은 앞으로 어떤 병원이 되기를 소망하십니까?

누가의원 앞에 붙는 말이 있습니다.

"우리 가족 평생주치의 누가의원"입니다. 이 말대로 온 가족 평생주치의가 되어 함께할 수 있는 병원이 되기를 소망합니다.

누가의원을 개원하면서 마음가짐을 세 가지로 요약해서 벽에 걸어놓았습니다.

돈보다는 건강을 생각하는 의원.

증상을 따라가지 않고 원인을 치료하는 의원.

몸만 고치는 것이 아니라 마음을 치유하는 의원.

이 마음가짐을 잃지 않고 실현해 가기를 소망합니다.

내 몸을 믿어라!

내가 지난 수년간 우리 몸속 자연치유력에 대해 연구하고 환자들의 치료를 도우면서 알게 된 가장 큰 사실은 '우리 몸이 참 놀랍다. 몸이 알아서 한다'는 것이다. 우리가 할 일은 몸이 일 할 수 있도록 여건을 만들어 주고 기다려 주면 된다. 몸을 믿으라는 얘기다.

현대의학이 죽어가는 생명을 살리는 일에 탁월한 기여를 한 것은 누구도 부인할 수 없는 사실이다. 특별히 급성 질환이나 감염병 영역에서 그 공로는 괄목할만한 것이다. 그러나 질병의 근본 원인을 찾아서 근본적으로 해결하기보다는 눈에 보이고 느껴지는 증상을 해결하는 데 초점을 맞추다 보니 수술, 약물 등에 너무 의존하여 오히려 그로 인한 부작용에 시달리게 되고, 우리 몸의 자연치유력을 방해하는 결과를 가져오기도 했다.

우리 주변에 수많은 사람들이 원인을 알 수 없는 병이나 증상에 시달리고 있다. 이런 환자들이 병원에 가게 되면 여러 가지 검사를

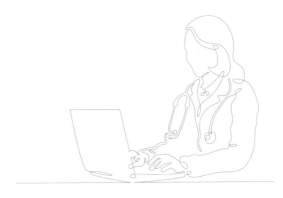

하고 증상을 완화시키는 약을 처방해 준다. 그 약을 먹는 과정에서 어떤 부작용이 나타나면 그 부작용을 완화해 주는 약을 또 처방해 주고 하는 일들을 반복하고 있다.

앞에서도 설명했지만, 우리는 누구나 스스로 회복할 수 있는 능력, 즉 자연치유력을 지니고 있다. 이는 그 어떠한 약물보다도 강력한 효과가 있다. 자연치유력을 쉽게 설명하자면, 인체가 스스로 자기 몸속에 있는 독소들을 해독하고 손상된 세포나 조직을 재생하는 능력이다. 몸은 이런 놀라운 능력을 가지고 있어서 몸의 항상성을 유지하고 질병에 걸렸을 때 빠르게 회복되도록 일한다.

사실 나는 우리 몸이 완벽한 시스템이라고 생각한다. 그러나 이렇게 완벽한 시스템이라도 자연치유력의 한계를 넘어설 정도로 몸이 방치되면 몸에 노폐물과 독소가 쌓이게 되고 이러한 과정이 반복되면 몸의 회복 능력이 떨어지고 결국 만성 질환이 되는 것이다.

인간은 완벽한 생명체이다. 그런데 이 생명체는 가장 작은 단위인 세포로부터 시작된다. 각 세포마다 자신이 살아가기에 적합한 프로그램을 가지고 있어서 스스로 생명 활동을 하고 있다. 이 프로그램이 바로 유전 정보다. 우리 몸은 약 70조 개의 세포로 이루어져 있다. 그런데 세포 하나 속에 들어있는 유전 정보를 받아쓰면 A4용지 100만 페이지 분량이 된다. 이것을 책으로 묶으면 1,000페이지짜리 책 1,000권에 해당하고, 이 책을 위로 쌓으면 10층 아파트 높이가 된다. 70조 개의 세포 전체가 아니라 그중 세포 하나 속에 이렇게 많은 양의 유전 정보가 들어있다는 말이다.

이 중 하나의 알파벳만 순서가 바뀌어도 기형이 된다. 이 땅의 그 누가 이렇게 정교한 시스템을 만들 수 있겠는가? 이렇게 완벽하게 설계된 세포 70조 개가 모여 '나'라는 몸을 이루고 있다. 이 각각의 세포는 세포막으로 둘러싸여 있고 핵과 세포질, 미토콘드리아, 리보솜, 리소좀 등 생명 활동에 필요한 구조들을 가지고 있어서 에너지를 생산하며 각자의 생명을 유지해 간다.

그리고 일정한 시간이 지나 자신의 수명이 다 되면 죽고 새로운 세포가 생겨난다. 각 세포가 자신의 수명만큼 살다가 죽는다. 위장 내벽 세포는 2시간 반, 적혈구 4개월, 피부 세포 28일, 두피 세포 2개월 등 자기의 일생을 살고 간다. '나'라는 생명체 속에 70조 개의 생명체가 살아가고 있는 것이다.

나는 환자들에게 자주 이런 이야기를 한다.

> "환자분이 생각하시는 것보다 우리 몸은 훨씬 더 건강하기 위해 애를 쓰고 있습니다. 자그마치 70조 개의 세포가 저마다 건강하기 위해, 수명만큼 잘 살기 위해 엄청나게 노력하고 있어요. 그러니까 주인이 조금만 도와주시면 몸은 훨씬 더 빨리, 완벽하게 좋아질 거예요."

건강은 나 혼자 지키는 게 아니다. 70조 개의 세포들이 나를 응원하며 모두 건강하기 위해 애를 쓰고 있다. 내가 생각하는 것보다 훨씬 더 자기 수명만큼 살기 위해 안간힘을 쓰고 있는 것이다. 그러니 내가 조금만 도와준다면 얼마나 고마워하며 빠른 속도로 회복되겠는가? 진정한 치료는 우리 몸속 70조 개의 세포 하나하나가 자연치유력을 발휘하게 될 때 시작된다.

이런 내 몸을 이해한 사람이라면 이제는 병원의 의사가 아니라 내 안의 의사를 믿어야 한다. 병원의 의사는 약속 시간도 잡아야 하고 몇 날, 며칠을 기다렸다가 만나도 겨우 5분 대화하기가 힘들다. 그러나 내 안의 의사는 24시간, 평생 내 안에서 쉼 없이 나를 지켜주고 미리미리 나에게 위험 신호를 보내준다. 신호를 보내준다고 하니까 무슨 신호인가 하는 사람이 있을지 모른다.

우리 몸이 보내는 신호 중 가장 흔한 것이 통증이다. 통증을 보내서 몸의 주인이 그 원인을 찾아 해결하게 하려는 게 목적인데 정작 주인은 그 아픈 증상을 가지고 병원을 찾아가 진통제를 처방받는다. 통증의 원인을 찾지 않고 진통제를 통해 통증을 느끼는 부위의 감각을 무디게 하거나 통증이 전달되는 경로를 차단해 버리는 것이다.

엄밀히 말하면 이것은 치료가 아니다. 이것은 마치 화재경보기가 요란하게 울릴 때 그 소리가 시끄럽다고 아예 경보기를 꺼버리는 것과 같다. 화재경보기가 울리는 원인을 찾지 않고 당장 귀를 따갑게 하는 경보기를 꺼버리는 것과 같은 치료, 이것이 현대의학의 대증요법이다. 경보기가 꺼졌으니 당장은 조용해져서 살 것 같지만 결국 큰불이 나서 생명이 위험에 처하게 되는 것이다. 통증, 열, 부종, 어지럼, 변비, 가스 등등 우리 몸속 주치의가 보내는 신호는 다양하다. 이러한 신호에 관심을 갖고 예민하게 반응해 주기만 한다면 우리 몸은 이 땅에서의 삶을 다하는 그 날까지 건강하게 살아갈 수 있다.

굿닥터가 출간되기까지 수고해 주신 출판사 직원분들과 곁에서 늘 격려와 지지를 보내준 남편에게 감사를 드립니다.

2024년 3월

김태균

굿닥터

초판 1쇄 발행 2024년 03월 29일
초판 3쇄 발행 2024년 06월 25일

지은이 김태균
펴낸이 류태연

펴낸곳 렛츠북
주소 서울시 마포구 양화로11길 42, 3층(서교동)
등록 2015년 05월 15일 제2018-000065호
전화 070-4786-4823 I **팩스** 070-7610-2823
이메일 letsbook2@naver.com I **홈페이지** http://www.letsbook21.co.kr
블로그 https://blog.naver.com/letsbook2 I **인스타그램** @letsbook2

ISBN 979-11-6054-695-8 03510